Ueber

Knochenbrüchigkeit und Lähme
(Osteomalacia und Rachitis),

mit besonderer Rücksicht

auf die

Krankheiten der Hausthiere.

Von

Dr. F. Roloff,
Docent der Thierheilkunde am landwirthschaftlichen Institut
in Halle

(Besonders abgedruckt aus dem 37sten Bande des Archivs für patholog. Anat., Physiol. und klinische Medicin, herausgeg. von R. Virchow.)

Berlin.
Druck und Verlag von Georg Reimer
1867.

Ueber Osteomalacia und Rachitis.

Die Osteomalacie, von der Thierheilkunde Knochenbrüchigkeit genannt, gehört zu den wichtigeren und desshalb auch am längsten bekannten Krankheiten des Rindviehes. Die Krankheit ist in gewissen Localitäten stationär und tritt unter bestimmten Umständen auch in anderen Gegenden in ausserordentlich grosser Verbreitung auf. Sie ist von grosser Bedeutung, weil sie nicht nur die Nutzung der Arbeits- und Milchthiere herabsetzt, sondern auch gewöhnlich mit dem Tode endet, wenn die Verhältnisse, welche dem Leiden zum Grunde liegen, nicht frühzeitig geändert werden können.

Stationär ist die Krankheit in manchen Gegenden, in welchen die Kühe im Sommer auf sauren Weiden sich nähren müssen und im Winter Heu bekommen, welches vorzugsweise aus sauren, unächten Gräsern besteht. Diese Thatsache führte zu der Annahme, dass in Folge der vermehrten Einnahme von Säuren eine Entkalkung des Knochengewebes und damit eine Brüchigkeit desselben zu Stande komme. Chemische Untersuchungen bestätigten, dass die Knochen, welche sich constant nicht nur brüchiger, sondern auch weicher, nicht spröder, sondern vielmehr poröser, mürber und leichter zeigten, ärmer an Kalksalzen waren, als die entsprechenden Knochen von gesunden Thieren. Die in der Regel im Anfange der Krankheit beobachtete Lecksucht der Thiere wurde für ein unzweifelhaftes Symptom von Säuerung im Verdauungskanale gehalten.

Weitere thatsächliche Begründungen hat die erwähnte Hypothese jedoch nicht gefunden; es ist weder erwiesen, dass bei den kranken Thieren ein abnormer Säuregehalt im Verdauungskanale besteht, noch dass das Blut Säuren in dem Maasse und der Art enthält, dass daraus die Entkalkung des Knochengewebes auch nur mit Wahrscheinlichkeit erklärt werden könnte. Auch ist bisher nicht nachgewiesen, dass bei der Knochenbrüchigkeit eine vermehrte Ausfuhr von Kalksalzen stattfindet. Das kranke Knochengewebe reagirt vielmehr vollkommen alkalisch. Ebenso ist die Voraussetzung ganz willkürlich, dass die Lecksucht die Gegenwart von freien Säuren im Verdauungskanale anzeige. Die Thiere zeigen zwar Verlangen nach alkalischen und erdigen Substanzen, indem sie Holz, Erde, Steine u. dergl. benagen und theilweise verschlingen; das Verlangen wurzelt aber nicht sowohl im Magen, als vielmehr im Gewebe des Körpers und im Blute, und es beweist, dass es im Körper an Erden oder an Alkalien fehlte. Es besteht in den betreffenden Thieren ein besonderer Hunger, der jedoch über den zum Grunde liegenden Krankheitszustand keinen bestimmten Aufschluss zu geben vermag, weil die Thiere verschiedenartige Dinge benagen und belecken und auch den vorhandenen Appetit nicht durch eine wählerische Aufnahme von fremdartigen Stoffen bestimmter anzeigen können, weil sie die Eigenschaften der ihnen bis dahin fremden einzelnen Stoffe nicht kennen. Eine gründliche Widerlegung findet jene Hypothese in den Thatsachen, dass Kühe lange Zeit hindurch, ja fast ununterbrochen stark säurehältige Nahrungsmittel (Schlempe, Pressrückstände u. dergl.) in grossen Quantitäten geniessen können, ohne von Lecksucht oder Knochenbrüchigkeit befallen zu werden, und dass letztere unter gewissen Umständen bei Kühen erscheint, welche weder saure Gräser noch andere saure Nahrungsmittel erhalten und weder sauren Harn noch saure Fäces entleeren. Erfahrungsgemäss erscheint die Knochenbrüchigkeit im Herbste und Winter in Gegenden, wo sich ein warmer, humusreicher und kalkhältiger Boden befindet, wenn daselbst in Folge anhaltender Dürre im Sommer die Vegetation sehr dürftig gewesen ist. Es stimmt mit dieser Erfahrung vollkommen überein, dass im verflossenen Winter die Krankheit in Deutschland eine ausserordentlich grosse Verbreitung gewonnen und fast überall in ungewöhnlich kurzer Zeit eine hohe Entwickelungsstufe erreicht hat. Auf Grund der vorerwähnten Erfahrung kam bei vielen Thierärzten die Ansicht zur Geltung, dass die Knochenbrüchigkeit nicht sowohl in einer blossen Verarmung der Knochen an Kalksalzen bestehe, sondern vielmehr eine wirkliche Atrophie der Knochensubstanz darstelle, hervorgebracht durch dürftige Nahrung, also durch eine mangelhafte Ernährung überhaupt. Es wird dafür besonders der Umstand hervorgehoben, dass bei der Krankheit an den Bruchenden der Knochen keine organische Anlage zur Callusbildung eintritt *) und dass die Knochen nicht bloss weicher, sondern auch poröser werden. Ausserdem werden für die letzterwähnte Ansicht auch die chemischen Untersuchungen von v. Bibra angeführt, nach welchen ein relativer Mangel an Kalksalzen in den kranken Knochen nicht besteht. Es bleibt dabei, wie Gerlach mit Recht hervorhebt, jedoch sehr fraglich, ob v. Bibra's Untersuchungen kranke Knochen betroffen haben, da dieser Forscher selbst sagt, dass die Knochen einen makroskopischen und mikroskopischen Unterschied von gesunden Knochen nicht dargeboten hätten. Irrthümer in der Diagnose der Krankheit können wohl vorkommen. Zahlreiche andere Untersuchungen haben entgegengesetzte Resultate ergeben. Keuscher und v. Gorup fanden:

	in normalen Knochen		bei Knochenbrüchigkeit	
	Erd. Subst.	Thier. Subst.	Erd. Subst.	Thier. Subst.
Schenkelbein . .	60,02	39,98	32,50	67,50
Rippen	57,49	42,51	30,00	70,00
Wirbel- u. Beckenknochen . . .	57,42	42,58	26,13	73,87.

Die chemischen Untersuchungen und die anatomische Beschaffenheit der Knochen erweisen unzweifelhaft, dass in denselben die Kalksalze relativ vermindert sind, und es würde nun zunächst in Frage kommen, ob die krankhafte Veränderung die Folge einer kümmerlichen Ernährung überhaupt ist. Für diese Annahme spricht

*) Gerlach, Gerichtliche Thierheilkunde. I. 440.

allerdings die Erfahrung, dass die Krankheit da vorkommt, wo wenig nährende Pflanzen (saure Gräser) wachsen, dass dort die kranken Thiere immer mehr abmagern und schliesslich an Entkräftung sterben und dass in solchen Wirthschaften und Orten, wo die Knochenbrüchigkeit unter den Kühen herrscht, die Ochsen in der Regel verschont bleiben, wenn sie zur Arbeit verwendet und demgemäss besser ernährt werden, d. h. mehr Futter und mehr concentrirte Nahrung, wie Oelsamenkuchen, Kleie, Kleeheu u. dergl., erhalten. Entgegengesetzt steht aber erfahrungsmässig fest, dass Kühe in Folge von Krankheiten oder knapper Fütterung im höchsten Maasse abmagern können, ohne von der Knochenbrüchigkeit befallen zu werden. Wie andere Thiere, so können auch Kühe bis zum Scelett abmagern, also ihr Scelett bis zuletzt unversehrt erhalten. Andererseits finden sich sehr häufig die Erscheinungen der weit vorgeschrittenen Knochenbrüchigkeit bei Kühen, die noch gar keine Abmagerung wahrnehmen lassen, sogar sehr gut genährt erscheinen. Besonders in dem verflossenen Winter wurde in der Provinz Sachsen die Knochenbrüchigkeit vielfach in Viehständen beobachtet, die das gewöhnliche Futter in hinreichender Menge erhielten und verzehrten und auch bis gegen das Ende der Krankheit wohlbeleibt erschienen und eine der Futtermenge entsprechende Quantität Milch gaben. Es konnte ferner constatirt werden, dass in einzelnen Viehständen die Krankheit bei reichlicher Fütterung bereits im Vorwinter deutlich hervortrat, während in benachbarten Höfen und Ortschaften die Viehstände, welche nicht reichlicher, öfters sogar knapper gefüttert wurden, erst 2 bis 3 Monate später, theils auch gar nicht deutlich erkrankten. Eine dürftige Ernährung überhaupt kann demnach nicht als Ursache der Krankheit erachtet werden. Die Erscheinung, dass Zugochsen meistens nicht erkranken, ist auf andere Weise zu deuten und wird in Nachstehendem weiter beleuchtet werden.

Ganz unzweifelhaft liegt die Ursache der Knochenbrüchigkeit in den Nahrungsmitteln, und zwar in deren Qualität. Die von Einigen aufgestellte Behauptung, dass gewisse Pflanzen oder gewisse präparirte Nahrungsmittel, wie Pressrückstände von Zuckerrüben u. dergl., durch eine specifische Einwirkung die Krankheit hervorzubringen vermöchten, ist nicht zu begründen, denn dieselben Nahrungsmittel in derselben Quantität genossen, verursachen in gewissen Orten und in gewissen Jahren die Krankheit, in anderen nicht. Es muss sich demnach in den Nahrungsmitteln, welche sich dort, wo die Krankheit stationär ist, regelmässig vorfinden, und in denen, welche in anderen Gegenden in Folge grosser Dürre sich eigenthümlich entwickeln, eine qualitative Uebereinstimmung bestehen. Es müssen die Futtergewächse auf gutem, nicht saurem Boden bei anhaltender Dürre eine Beschaffenheit annehmen, wonach sie für die Ernährung der Knochen eine gleiche Unzulänglichkeit erlangen, wie die sauren Gräser, welche auf Moor- und Torfboden wachsen. Einige thierärztliche Schriftsteller, namentlich Haubner *) sind zwar der Ansicht, dass nicht ausschliesslich in den Nahrungsmitteln die Entstehung der Krankheit begründet sei, sondern dass auch feuchte, kalte Stallungen mitwirken, und Körber hat auf Grund dessen sogar eine besondere rheumatische Form der Knochenbrüchigkeit unterschieden. Jene Annahme ist aber thatsächlich nicht erwiesen, denn im sächsischen Erzgebirge, wo Haubner die Krankheit beobachtete, war neben den schlechten Stallungen auch eine sehr schlechte Fütterung vorhanden, und erfahrungsgemäss erscheint die Krankheit in vielen Gegenden und Wirthschaften, in welchen Stallungen und Pflege des Rindviehes überhaupt sehr schlecht sind, niemals oder doch nur ausnahmsweise, und zwar gerade in warmen, trockenen Jahren, wohingegen sie in anderen Orten, auf Torf- und Moorboden, bei der besten Stallpflege stationär ist und in wieder anderen Gegenden, wo die Stallpflege musterhaft genannt werden muss, nach sehr trocknen Sommern öfters sogar eine seuchenartige Ausbreitung gewinnt. In diesem Jahre trat ein Einfluss der Stallungen auf die Entwickelung der Krankheit nirgends hervor, wohl aber konnte mit Sicherheit constatirt werden, dass Ausbruch und Verlauf der Seuche regelmässig von der Nahrung abhängig war. Die Aufstellung einer rheumatischen Form der Knochenbrüchigkeit ist ein willkürlicher Act. Alle Kranken zeigen auf einer gewissen Entwickelungsstufe der Krankheit Beschwerden beim Aufstehen und einen steifen, gespannten Gang, und es kommt nicht selten vor, dass in einer Heerde einzelne Thiere schon Steifigkeit in dem ganzen Körper oder in einzelnen Theilen, im Kreuze oder in den Gliedmaassen, deutlich bekunden, während andere anscheinend noch

*) Dresdener Jahresbericht. 1859.

gut marschiren, weil in ihnen die Krankheit in ihrer Entwickelung noch zurück ist. Es ist ferner nicht selten, dass einzelne Thiere, die nach vorheriger Ruhe einen Marsch machen mussten oder sich sonstwie aussergewöhnlich anstrengend bewegten, hinterher plötzlich sehr gespannt und auf einem oder mehreren Füssen lahm gehen. Diese Erscheinungen allein können aber nimmermehr die Diagnose auf Rheumatismus begründen, und andere Symptome dieses Leidens konnten hier nie herausgefunden werden und dürften auch kaum aufzufinden sein, wenn nicht zufällig eine Complication beider Krankheiten vorhanden ist. Verwechselungen werden noch oft begangen, und es gehört auch in der That eine richtige Würdigung aller Verhältnisse dazu, um die Knochenbrüchigkeit gleich in den ersten Fällen zu erkennen, ganz besonders bei Ziegen, die in diesem Jahre an Knochenbrüchigkeit vorzugsweise erkrankten, traten Steifigkeit und Schmerzäusserung bei Bewegungen hervor. Die Thiere erschienen auf der Höhe der Krankheit in der Regel vollständig gelähmt und äusserten enorme Schmerzen, wenn sie berührt und aus der ruhigen Lage gebracht wurden. Bisher scheint die Krankheit bei Ziegen nicht untersucht zu sein, obgleich sie ohne Zweifel vorgekommen ist. Verwechselungen mit Rheumatismus oder mit Lähmungen mögen nicht selsen stattgefunden haben.

Wie der gespannte Gang, so ist auch die Lecksucht nicht selten einseitig berücksichtigt und nicht nur als eine besondere Form der Knochenbrüchigkeit, sondern sogar als eine besondere Krankheit in dem Systeme aufgeführt. Die Lecksucht ist in der Regel das erste Symptom der Knochenbrüchigkeit, und es kann, je nach der Grösse der Krankheitsursache, nicht nur eine verschieden lange Zeit vergehen, ehe andere Symptome hinzutreten, sondern es kann sogar die Krankheit auf der ersten Entwickelungsstufe stehen und mehr oder weniger latent bleiben, bis in Folge besserer Fütterung die Ernährungsstörung in den Knochen allmählich beseitigt wird. Dann hat scheinbar die Lecksucht für sich bestanden; aber nur scheinbar, wie unzweifelhaft aus der Beobachtung der Seuche unter verschiedenen localen Verhältnissen hervorgeht. Es ist einleuchtend, dass in mässig dürren Jahren, in welchen die Vegetation weniger, und in dem Maasse, dass die Entwickelung der Knochenbrüchigkeit eingeleitet wird, nur auf vereinzelten, besonders trocknen Aeckern alterirt wird, die Lecksucht leicht für eine besondere Krankheit gehalten werden kann, weil bei der Geringfügigkeit der Schädlichkeit in dem Futter die Knochenbrüchigkeit sich nur langsam und bei wenigen Thieren und bis zur Zeit des natürlichen Futterwechsels im Frühjahre überhaupt nicht vollständig entwickelt.

Aus den vorstehenden Erörterungen ergibt sich die Folgerung, dass auf dem empirischen Wege der Forschung das Wesen der Knochenbrüchigkeit und deren Ursachen nicht erkannt werden können. Die Erscheinungen und der Verlauf der Krankheit und die Verhältnisse, unter welchen sie auftritt, erscheinen bei der gewöhnlichen Betrachtung so verschiedenartig, dass es fast unmöglich erscheint, die Ursachen, so wie die Wirkung, auf eine Einheit zurückzuführen. Dieser Versuch muss nothwendig mit einer genaueren Untersuchung der krankhaften Veränderungen in dem Organismus, und speciell an den Knochen, beginnen.

An den Knochen solcher Thiere, welche im Beginne der Krankheit geschlachtet sind und noch gut genährt erschienen, ist bei oberflächlicher Betrachtung eine krankhafte Veränderung nicht wahrzunehmen. Sie erscheinen noch fest und hart, und die Markräume sind mit gut aussehendem Mark gefüllt. Bei genauer Besichtigung ist jedoch ein vermehrter Blutgehalt zu erkennen; die Oeffnungen an der Rinde erscheinen etwas erweitert, auf dem Durchschnitte finden sich feine Blutpunkte, und das Mark ist, vorzugsweise an der Grenze der Knochensubstanz, von erweiterten Gefässen durchzogen und von zahlreichen kleinen Extravasaten durchsetzt, im Uebrigen aber anscheinend normal und fest. Die mikroskopische Untersuchung eines Schliffes zeigt ebenfalls Erweiterung der gefässführenden Kanäle und Blutanhäufung in denselben. Recht auffällig tritt dieses Verhältniss bei der Untersuchung von Knochentheilen hervor, welche in Salzsäure entkalkt und darauf in Chromsäure wieder gehärtet sind. Es erscheint dann ferner das Gewebe in der Umgebung der erweiterten Havers'schen Kanäle weniger markirt gestreift, und zwischen den gestreiften Grenzschichten der Kanäle liegen breitere, nicht streifig, sondern punktirt erscheinende Abschnitte, als in dem Gewebe von gesunden Knochen, welche zusammen mit den kranken in derselben Weise präparirt wurden.

Ist die Krankheit weiter vorgeschritten, so bieten die Knochen auffälligere Veränderungen dar. Die Rinde erscheint äusserlich auffälliger und dichter roth punktirt, der Knochen gibt einen weniger hellen Klang, widersteht der Säge und dem Messer weniger als entsprechende gesunde Knochen, erscheint auf dem Durchschnitte weniger glänzend, deutlicher roth punktirt und enthält ein, zwar noch festes und gelbes, aber stark hyperämisches und mit Extravasaten durchsetztes Mark. Die Markräume in der Diploë der flachen, und die Röhren in den langen Knochen sind erweitert; in der Diploë sind viele kleine Blättchen oder Bälkchen in ihrem Zusammenhange gelockert oder ganz aus dem Zusammenhange gelöst, und auch an der Innenfläche der Rinde finden sich zahlreiche feine Blättchen, welche theils der Rinde lose aufliegen und theils damit nur noch durch eine mürbe, oft krümlich erscheinende Masse verbunden sind. Die locker gewordenen oder lose im Marke liegenden Knochenblättchen sind untereinander an Dicke verschieden, und an jedem einzelnen finden sich verschieden dicke Stellen. Viele Blättchen sind nicht stärker, als das feinste Papier, und dabei häufig ebenso biegsam. Bei der mikroskopischen Untersuchung der feinen Knochenblättchen oder feiner Schnitte von der Rinde erscheint die Substanz zunächst insofern ungleichmässig, als einzelne Stellen bei gleicher Dicke bedeutend durchsichtiger sind als andere, indem die Havers'schen Kanäle weniger dunkle und weniger breite streifige Säume und diese demgemäss grössere und hellere Zwischenräume haben. Die querdurchschnittenen Kanäle erscheinen erweitert und bluthältig. In den hellen Zwischenräumen der Kanäle erscheinen die Knochenkörper etwas vergrössert und im Ganzen weniger dunkel, sondern durchscheinend und mit dunklen Contouren versehen. Die Ausläufer sind weniger deutlich und stellen nicht mehr überall ganz dunkle, sondern stellenweise feine helle Streifen mit dunklen Contouren dar. Andere Ausläufer sind noch ganz dunkel und erscheinen wie straffe dunkle Fasern in der helleren Substanz. Die hellen und dunklen Streifen anastomosiren vielfach untereinander; die dunklen Streifen gehen auch vielfach über die helleren Knochenkörper hinweg und verleihen diesen dadurch ein runzliches Aussehen. Ausserdem finden sich sehr viele dunkle Streifen, welche in der Richtung von spindelförmig erscheinenden Knochenzellen ziehen, und dazwischen sehr zahlreiche dunkle und helle Punkte und kleine ovale helle Räume mit dunklem Saume, so dass das Gewebe ausserordentlich bunt erscheint. An manchen Stellen herrschen die hellen Streifen mit dunkler Contour, welche steifen elastischen Fasern ausserordentlich ähnlich sind, oder, so dass das Gewebe deutlich streifig erscheint; an anderen Stellen finden sich vorherrschend dunkel contourirte runde oder ovale helle Räume, in Folge dessen, namentlich bei schwächerer Vergrösserung, ein punktirtes Aussehn hervorkommt. An den letzterwähnten Stellen sind die Knochenzellen schwer zu sehen und oft nur bei schiefer Beleuchtung deutlich wahrnehmbar. Sie liegen hier nicht mit ihrer Längsaxe in der Ebene und treten desshalb nur bei gewisser Einstellung in runder oder ovaler Form in der punktirten Masse hervor. Es kann demnach sehr wohl der Anschein entstehen, als seien die Knochenzellen stellenweise in einer punktförmigen Masse verschwunden.

Je heller die Knochensubstanz wird, um so mehr tritt an Stelle der dunklen Streifung eine helle Streifung in etwas dunklerer Grundmasse hervor, um so grösser werden auch die hellen, runden oder ovalen Räume und um so schmaler ihre Contouren. Auch die Knochenkörper erscheinen dann immer weniger deutlich contourirt, nehmen immer mehr ein glänzendes, helles Aussehn an und verlieren immer mehr ihre längliche Form, erlangen vielmehr eine ovale oder rundliche Form und zeigen vielfache Einbuchtungen und zuweilen selbst eine polyedrische Gestalt. Auch wird dann im Umkreise der Knochenzellen oft ein doppelt contourirter heller Saum, ähnlich den Knorpelkapseln, sichtbar. Auf Zusatz von Essigsäure hellt sich die Intercellularsubstanz noch mehr auf und treten die dunklen (Kalk-) Ringe um die Knochenzellen deutlicher hervor.

Wird das Gewebe noch mehr hell, so werden auch die Knochenzellen, namentlich in den punktirt erscheinenden Bezirken, immer mehr rund und immer grösser, lassen keine Ausläufer mehr wahrnehmen, werden fettkörnchenhältig und gehen endlich in Fettzellen über. Auch in der Intercellularsubstanz, welche mit der Vergrösserung und Umwandlung der Knochenzellen immer geringer geworden ist, erscheint dann freies Fett. Die zuletzt erwähnten Veränderungen finden sich vorzugsweise an den verdünnten Rändern der lose am Marke hängenden feinen Knochenblättchen, ferner am Rande der kleinen Oeffnungen, welche sich in den Blättchen häufig finden, und an der Grenze der Rinde gegen die Marksubstanz.

Im weiteren Verlaufe der Krankheit werden die bereits erwähnten makroskopischen krankhaften Veränderungen immer auffälliger; die feste Knochensubstanz, und zwar sowohl die Rinde als auch die Diploë, schwindet mehr und mehr, während die Marksubstanz in demselben Maasse an Umfang zunimmt. Namentlich bei Ziegen findet sich nicht selten eine hochgradige Verdünnung der Rinde nebst entsprechender Erweiterung und Verlängerung der Markhöhle in den Röhrenknochen. Gleichzeitig wird die Knochensubstanz immer mürber oder gleichmässig weicher, so dass entweder eine zunehmende Brüchigkeit oder eine grössere Biegsamkeit hervortritt. Knochensubstanz und Mark erscheinen mehr und mehr geröthet, der Zusammenhang der inneren Knochenlagen in den Röhrenknochen und der Diploë wird immer mehr gelokkert, und auf dem Durchschnitte der Rinde bilden sich an der Luft bald zahlreiche feine Vertiefungen, so dass die Substanz deutlich spongiös erscheint. Das Mark ist dann in den Röhrenknochen an der Grenze nicht mehr deutlich von der Rinde abgesetzt, sondern mehr faserig, so dass es anscheinend allmählich in die Knochensubstanz übergeht. Die Consistenz des Markes ist im Uebrigen nach dem Ernährungszustande des betreffenden Thieres verschieden. War das Thier sehr abgemagert, so erscheint auch das Mark weniger fest und weniger fetthältig, sondern weicher und wässriger, zuweilen wie eine röthliche Gallerte (Markflüssigkeit).

Am auffälligsten zeigen sich constant die Knochen des Rumpfes und die oberen Schenkelknochen, Femur, Scapula und Humerus, verändert, und in den oberen Röhrenknochen ist Dicke und Härte der Rinde am meisten am oberen Ende der in die Epiphyse hineingerückten Markhöhle vermindert, so dass zuweilen die Wandung in eine fibröse Masse mit äusserst dünner Knochenrinde verwandelt erscheint. In diesen Fällen findet sich auch in den Gelenkhöhlen gewöhnlich eine Ansammlung von röthlicher wässriger Flüssigkeit.

Bei der mikroskopischen Untersuchung finden sich dann die bereits beschriebenen krankhaften Veränderungen in grösserer Ausdehnung in der Rinde, und zwar vorzugsweise an der inneren Grenze, vor. Die an den Knochen grenzende Marksubstanz ist sehr faserig; die Fasern sind sehr steif, dunkel contourirt und communiciren vielfach miteinander und mit den zahlreich vorhandenen hellen, dunkel contourirten Punkten. In der faserigen Masse sind überall rundliche Zellen von den bereits erwähnten Formverschiedenheiten sichtbar. An manchen Stellen erscheint das faserige Gewebe sehr weitmaschig und dem osteoiden Gewebe mit vorzeitiger Markraumbildung ganz ähnlich. Essigsäure klärt das faserige Mark wenig auf; Salzsäure mehr, und wird dann in Salpetersäure gelöstes molybdänsaures Ammoniak hinzugesetzt, so entsteht eine neue Trübung durch einen körnigen gelblichen Niederschlag, und in der Flüssigkeit neben dem Objecte bilden sich sehr zahlreiche gelbe octaëdrische Krystalle. Bei diesem Verfahren entsteht in den mehr homogenen hellen Partien eine weniger deutliche Trübung.

Wenn die Knochen in einem höheren Grade erkrankt sind, so zeigt sich auch an Längsschnitten, die der Rinde ganz nahe der Oberfläche entnommen sind, eine auffällige Ungleichmässigkeit in der Structur. Manche Stellen erscheinen noch normal, andere sind so durchsichtig, und die Faserung und die Knochenzellen treten so deutlich hervor wie an Schnitten oder einem in Salzsäure entkalkten Knochen. Die dicht an den erweiterten Havers'schen Kanälen liegenden Knochenzellen erscheinen immer lang gestreckt, spindelförmig und dicht gelagert, während die entfernter liegenden Zellen eine ovale und weiterhin eine rundliche Form haben.

Die Erscheinungen an den Knochen lassen deutlich erkennen, dass die krankhafte Veränderung in einer Verminderung der Kalksalze und einer Metamorphose der Knochensubstanz in osteoides Gewebe und weiterhin in Markgewebe besteht. Die Veränderung ist im Wesentlichen ganz gleich der normalen Einschmelzung des Knochens, welche beim Dickenwachsthum an der Innenfläche der Rinde vor sich geht. Bei der Knochenbrüchigkeit tritt aber die Einschmelzung der innersten Rindenschichten zur unrechten Zeit, d. h. nach vollendetem Dickenwachsthum, ein, so dass eine Verdünnung der Rinde zu Stande kommt, und sie geht auch an der Diploë und an den Balken und Scheidewänden in der Markröhre, die fest bleiben sollten, vor sich. Die Metamorphose ist ferner auch insofern regelwidrig, als sie an der Rinde nicht schrittweise von innen nach aussen und an den Platten der Diploë nicht gleichmässig von der ganzen Oberfläche aus, sondern ungleichmässig vorschreitet und weit vor der Einschmelzungslinie in der, im Ganzen noch fest erscheinenden, Knochensubstanz schon heerdweise auftritt. Die Heerde vergrössern sich immer mehr und bewirken dadurch, je nachdem sie sich gleichmässig oder vorzugsweise nach einer Richtung ausbreiten, entweder eine gleichmässige Erweichung oder eine Lockerung in dem Zusammenhange noch fester Knochentheile. Die Einschmelzung schreitet immer schneller zwischen den Lamellen fort, als sie diese durchdringt, und daher kommt es, dass häufig grosse Plättchen aus dem Zusammenhange gelöst werden. Dieser Vorgang wird besonders an kranken Knochen deutlich, welche im Papinianischen Topfe vollständig ausgekocht sind. Die Rinde erscheint an denselben durchgehends, und zwar nach aussen hin immer feiner, spongiös, und die einzelnen Lamellen sind zwar noch als solche zu erkennen, aber vielfach durchlöchert und an verschiedenen Stellen durch ein verschieden dichtes Balkennetz mit einander verbunden. Das Verhältniss ist dem ähnlich, wie es sich im grösseren Maassstabe in den Osteophyten findet. Der Prozess ist demnach streng genommen nicht eine excentrische Atrophie; derselbe erscheint vielmehr von vornherein diffus in der Knochensubstanz und schreitet nur scheinbar von innen nach aussen vor, weil die Entwickelung an den inneren Schichten eine rapidere ist. In dem Verhältnisse, als die alten Markräume sich erweitern, wird die vorher feste Knochensubstanz durch neue Markräume, welche in derselben entstehen, immer mehr in ein spongiöses Gewebe umgewandelt.

In Folge des heerdweisen Auftretens der Metamorphose in der Knochensubstanz geht die Homogenität und folgeweise die Festigkeit derselben verloren; sie wird zwar weicher, aber brüchiger, morscher (Osteomalacia fracturosa). Die Brüchigkeit wird demnach nicht allein und nicht einmal vorzugsweise durch die Verdünnung der Rinde verursacht. Sie wird oft so gross, dass Kühe beim Niederlegen sich mehrere Rippen der Seite, auf welche sie sich legen, zerbrechen, dass beim Aufstehen Beinbrüche und beim normalen Gebäracte Beckenbrüche entstehen. Bei einer Ziege waren im hiesigen Thierspitale ohne nachweisbare äussere Veranlassung an beiden Schenkeln das obere Gelenkende des Femur und das obere Ende des rechten Humerus abgebrochen.

Erfolgt die Erweichung mehr gleichmässig, oder richtiger, hat die Metamorphose sich so weit entwickelt, dass fast alle Knochensubstanz mehr oder weniger erweicht ist, so tritt eine abnorme Biegsamkeit an die Stelle der Brüchigkeit. Die in den Markhöhlen von der Rinde losgelösten Lamellen sind oft ungemein biegsam und zähe und auch an dem ganzen Knochen lässt sich zuweilen eine abnorme Biegsamkeit erkennen. Bei Ziegen kommen Verkrümmungen der Röhrenknochen nicht selten vor; es ist jedoch noch nicht festgestellt, in wie weit Infractionen dabei betheiligt sind. Der höchste Grad der Krankheit, die vollendete Osteomalacia flexilis, kommt bei Thieren nicht vor, weil dieselben entweder vorher sich restauriren oder wegen Mangel an der nöthigen Pflege zu Grunde gehen.

Es würde nun in Frage kommen, in welchem Verhältnisse die fortschreitende Abnahme der Kalksalze im Knochengewebe zu dessen Metamorphose steht, ob zunächst die Metamorphose der organischen Grundlage eingeleitet wird und damit die Fähigkeit derselben, die Kalksalze zu fixiren, verloren geht, oder ob die Metamorphose des Gewebes in Folge der Abnahme von Kalksalzen entsteht. Beide Verhältnisse sind möglich. Bei verschiedenartigen localen Krankheitsprozessen im Knochen, welche unzweifelhaft auf einer veränderten Thätigkeit der zelligen Elemente beruhen, wandelt sich die Knochensubstanz in ein weiches Gewebe um. In derartigen Fällen bildet sich aber immer sofort mit der Entkalkung der organischen Grundlage eine Umwandlung derselben in ein fremdartiges Gewebe hervor. Dahingegen ist bei der Knochenbrüchigkeit an dem Knochengewebe noch keine wesentliche Veränderung zu bemerken, wenn die Kalksalze schon zum grossen Theile verschwunden sind. Es bleibt zunächst normales osteoides Gewebe zurück, welches sich zwar im weiteren Verlaufe in Markgewebe umwandelt, aber als solches durchaus nichts Fremdartiges ist. Die Abnahme der Kalksalze bleibt immer die auffälligste Erscheinung, welche zwar die Formveränderung der organischen Elemente erklärlich macht, ihrerseits aber daraus nicht erklärt werden kann. Die Knochenzellen verlieren bei der Abnahme der Kalksalze ihre Ausläufer, wie sie umgekehrt bei dem Knochenwachsthum ihre runde Form einbüssen, indem sich Kalksalze in ihrer Umgebung ablagern und die Intercellularsubstanz nicht nur vermehren, sondern auch in dem Grade härten, dass sie bestimmend auf die Form der Zellen einwirken muss: die comprimirten Zellen senden Fortsätze in die offen bleibenden Kanäle der Intercellularsubstanz hinein. Erweicht die Intercellularsubstanz wiederum in dem Maasse, dass sie dem elastischen Drucke der Knochenzellen nicht mehr zu widerstehen vermag, so ziehen diese ihre Ausläufer ein und nehmen, je nach den fortbestehenden Druckverhältnissen, eine andere, neue Form an. Sie erscheinen spindelförmig, wo die Intercellularsubstanz stark streifig erscheint, und rundlich und endlich ganz rund innerhalb einer mehr homogenen Intercellularsubstanz. Am meisten gestreckt bleiben die Knochenzellen, welche nahe den erweiterten Havers'schen Kanälen liegen. Es ist sehr wahrscheinlich, dass der vermehrte Blutgehalt der Knochen und des Markes eine directe Folge der Erweichung ist, insofern als das Blut in die erweichte Substanz leichter einströmen kann. Es verhält sich umgekehrt, als wenn ein Gewebe in Folge von Sclerosirung blutarm wird. Rückwärts comprimirt das Blut die angrenzende erweichte Substanz, sodass die Knochenzellen nicht nur in der Richtung der Gefässe comprimirt, sondern auch einander näher gerückt werden, da mit der Erweichung der Intercellularsubstanz auch eine Verminderung derselben einhergeht. Ist dieselbe im hohen Maasse erweicht und vermindert, und sind in Folge dessen die Zellen stark gestreckt und einander sehr nahe gerückt, so kann es den Anschein gewinnen, als habe eine Neubildung von Spindelzellen neben den Gefässen stattgefunden. Die Vergleichung der verschiedenen Umwandlungsstufen zeigt jedoch, dass eine Zellenneubildung an den Gefässen nicht existirt hat.

Die weiter von den Gefässen entfernt liegenden Knochenzellen vergrössern sich gleichmässig und wandeln sich endlich in grosse runde Fettzellen um. Eine Trübung des Inhaltes, wie bei entzündlicher Schwellung und Zellenwucherung, tritt bei jener Metamorphose nicht hervor; es kann aber auf einer gewissen Stufe der Metamorphose, wenn dieselbe an einzelnen Zellen bereits weit vorgeschritten ist, während die meisten noch die Grösse und Rundung von jungen Markzellen besitzen, der Anschein von Zellenwucherung entstehen, und zwar vorzugsweise an der Grenze der Markräume. Am bequemsten lässt sich der Uebergang von Knochenzellen in Markzellen in den Wirbeln, die bei dem Krankheitsprozesse regelmässig stark sich betheiligen, verfolgen, indem an denselben die Uebereinstimmung der Zellen des rothen Markes und der runden Knochenzellen deutlich hervortritt. Auch in dem alten Marke fanden sich in keinem Falle neben der Hyperämie Erscheinungen von Zellenneubildung. Die Erscheinungen an den zelligen Elementen bestätigen demnach weder die auf die Osteomalacie beim Menschen bezügliche Angabe von Litzmann*), dass das Stadium der Hyperämie in dem Marke in der Regel durch eine reichliche Bildung runder, granulirter, ein- oder mehrkerniger Zellen bezeichnet ist, noch die Ansicht R. Volkmann's**), dass die Osteomalacie ein wesentlich activer Prozess ist, der sich unmittelbar an die Ostitis und Osteomyelitis anschliesst und vielleicht nur eine besondere Form derselben darstellt.

Die Intercellularsubstanz, welche mit der Entfernung der Kalksalze weicher wird und abnimmt, gewinnt dabei auch ein verändertes Aussehn. Die saftführenden Kanälchen werden mit der Aufhellung ihrer Wandungen weiter und erscheinen als helle Streifen mit dunklen Contouren. In der Regel hellen sich auch die Wandungen der Lacunen ziemlich schnell auf, so dass die Knochenzellen von Kalkringen umgeben scheinen, die weiterhin durch stellenweise Aufhellung in Segmente sich theilen und dann in der, nach Lage des Schnittes, faserig oder punktirt erscheinenden Masse leicht übersehen werden können, namentlich dann, wenn der Schnitt in der Queraxe der gestreckten Knochenkörper liegt. Es kann dann bei weiterem Fortgange der Metamorphose der Schein entstehen, als sei das Knochengewebe in grösseren Bezirken total zerfallen und würde weiterhin durch neue Markzellen, welche von dem seitlich gelegenen Marke herrührten, ersetzt. Die Untersuchung zeigt jedoch, dass an allen Punkten die Markzellen aus den vorhandenen Knochenzellen hervorgehen. Aehnliche Verhältnisse finden sich an der Knochensubstanz, welcher durch Salzsäure ein grosser Theil der Kalksalze entzogen ist. Es zeigen sich dann

*) Die Formen des Beckens nebst einem Anhange über die Osteomalacie. Berlin 1861.

**) Handb. der Chirurgie von v. Pitha und Billroth. II. 2.

auch in der Intercellularsubstanz längere und kürzere helle Streifen mit dunklen Contouren und an manchen Stellen so zahlreiche Unterbrechungen der Contouren, dass diese wie Reihen von Punkten erscheinen.

Die angeführten Erscheinungen dürften schon genügen, der auch bereits von Dalrymple ausgesprochenen Annahme, dass die Formveränderungen der Knochenzellen durch Absorption des in der Umgebung geschmolzenen Gewebes bedingt sind, eine sehr grosse Wahrscheinlichkeit zu verleihen. Es muss aber hinzugefügt werden, dass das schmelzende Gewebe nicht, wie Dalrymple sagt, in der Regel, sondern in allen Fällen zunächst seine Kalksalze verliert und dadurch erweicht. Denn die Intercellularsubstanz zeigt auch in den Fällen von hochgradiger Erweichung keine chemischen Veränderungen, welche auf eine tiefere innere Erkrankung schliessen liessen. Dahingegen spricht der Befund gegen die von anderer Seite aufgestellte Annahme, dass die Osteomalacie eine recht eigentliche Malacie ist; denn eine Erweichung durch Verflüssigung des Gewebes in toto kommt dabei nicht vor. Das Gewebe, namentlich auch der zellige Antheil, erleidet eine Umwandlung, es verschwindet aber nicht, so dass Lücken entständen. Diess ist bereits von Virchow hervorgehoben.

Die Behauptung, dass die Entkalkung des Knochengewebes das Primäre und Wesentliche bei der Osteomalacie ist, widerspricht allerdings der Annahme, dass das Knochengewebe im Stande sei, seine Kalksalze in der gewöhnlichen Menge zu fixiren, so lange es selbst gesund ist. Für diese Annahme sind jedoch sichere Beweise bisher nicht gegeben; denn die Thatsache, dass das Gewebe in Folge von Erkrankungen seine Kalksalze verliert, kann nicht die Folgerung begründen, dass die Entkalkung am gesunden Gewebe nicht vorkommen könne. Die Entwickelung des Knochens zeigt vielmehr, dass dessen organische Grundlage eine gewisse Zeit hindurch bestehen kann, bevor die vollständige Verkalkung eintritt. Letztere kann demnach nicht als ein nothwendiges Attribut des Knochengewebes betrachtet werden. Es ist ferner auch nicht anzunehmen, dass der physiologischen Markbildung aus Knochensubstanz eine Erkrankung der letzteren zum Grunde liegt; es ist vielmehr wahrscheinlich, dass die Eigenthümlichkeit der Circulationsverhältnisse die Entkalkung und Umbildung verursacht. Endlich können auch mehrere Fütterungsversuche an Thieren als Beweis dienen, dass der Gehalt an phosphorsaurem Kalk im Körper gewissen Schwankungen unterliegt, ohne dass Krankheitserscheinungen irgend welcher Art und Abmagerung bemerkbar werden. Henneberg und Stohmann*) fanden nämlich bei Fütterungsversuchen mit ruhenden Ochsen, welche vom Februar bis Juli nur das nothwendigste Erhaltungsfutter erhielten, das Verhältniss zwischen Einnahme und Ausgabe in der Quantität Futter, welches pro Kilogr. Lebendgewicht gegeben wurde, wie folgt:

	Phosphorsäure		Kalkerde	
	Futter	Harn u. Fäces	Futter	Harn u. Fäces
	Grm.	Grm.	Grm.	Grm.
Februar	0,090	0,082	0,243	0,252
März	0,036	0,051	0,076	0,140
Juli	0,047	0,048	0,125	0,118

Bei dem Versuche ist der vorherrschend aus Kalksalzen bestehende Rückstand des Trinkwassers nicht berücksichtigt. Dasselbe enthielt in der Quantität, welche pro Kilogr. Lebendgewicht aufgenommen wurde, an Mineralbestandtheilen nach Abzug der Kohlensäure im Februar 0,008 bis 0,020 Grm. und im Juli etwa 0,040 Grm., so dass es den Verlust im Körper nicht decken konnte. Fast die ganze Menge der ausgeschiedenen Phosphorsäure und Kalkerde war in den Fäces enthalten; im Harne waren kaum Spuren nachweisbar. Diese Thatsache, dass die Kalksalze beim Rindvieh und auch bei Schafen nicht mit dem Harne, sondern mit den Fäces ausgeschieden werden, ist durch zahlreiche andere Untersuchungen bestätigt.

Bei einem anderen Versuche vom September bis Januar fand sich im Mittel, pro Kilogr. Lebendgewicht berechnet:

Phosphorsäure		Kalkerde	
Futter u. Getränke	Excremente	Futter u. Getränke	Excremente
Grm.	Grm.	Grm.	Grm.
0,040	0,049	0,085	0,104.

Es wurde also auch hier mehr ausgeschieden als aufgenommen, während keine Erscheinung auf eine Knochenerkrankung hindeutete.

*) Beiträge zur Begründung einer rationellen Fütterung der Wiederkäuer. Braunschweig, 1864.

Vor Allem sind nun aber die Verhältnisse, unter welchen die Knochenbrüchigkeit sich entwickelt, so wie der Krankheitsverlauf, wichtig für die Entscheidung der Frage, ob eine primäre Erkrankung des organischen Gewebes besteht.

Die Krankheit ist in gewissen Gegenden stationär und ergreift dort alles Rindvieh, wenn auch manche Abtheilungen stärker als andere. Nach einer Mittheilung herrscht die Krankheit auf einem genau umschriebenen Terrain in Astettringen bei Augsburg seit längster Zeit, so dass Milchkühe dort höchstens 3 Jahre aushalten. Derartige Bezirke gibt es mehrere in Deutschland. Ferner kommt, wie bereits bemerkt ist, in sehr trocknen Jahren die Krankheit seuchenartig in Gegenden vor, die in anderen Jahren davon frei sind. In jedem Falle werden Kühe ergriffen, die bis dahin ganz gesund waren. Besondere vorbereitende Krankheitszustände im Organismus erfordert die Knochenbrüchigkeit erfahrungsmässig zu ihrer Entwickelung ebenso wenig, als die Mitwirkung von Schädlichkeiten, die nicht in der Nahrung liegen. Auch während der ersten Entwickelungsperiode der Krankheit werden an den betroffenen Thieren keine Erscheinungen wahrgenommen, die auf eine tiefere Störung in der Ernährung der organischen Bestandtheile des Körpers schliessen lassen könnten. Appetit, Verdauung, Milchabsonderung bei Kühen, Puls, Athmen, Temperatur und Körperfülle sind vollständig normal und bleiben oft unverändert, so lange die Thiere sich noch ohne besondere Mühe erheben und eine Zeit lang auf den Beinen erhalten können. Nur die Anstrengung beim Aufstehen verursacht dann vorübergehend Puls- und Athembeschleunigung. Die Lecksucht, welche sich in der Regel frühzeitig einfindet, kann wohl als Beweis gelten, dass es dem Organismus an Erden fehlt, aber nicht erweisen, dass der Kalkmangel in den Knochen eine secundäre Erscheinung ist. Im Gegentheil: wenn durch die Lecksucht ein Bedürfniss nach Kalksalzen angezeigt wird, so folgt daraus, dass das Knochengewebe nicht hinreichend damit gesättigt ist, dass ihm assimilirbarer Kalk in zu geringer Menge zugeführt oder durch Verhältnisse, welche in ihm selbst nicht begründet sind, entrissen wird. Würde der Kalk im Knochen mobil, weil er dort nicht mehr fixirt werden könnte und überflüssig geworden wäre, so würde die Lecksucht nicht entstehen.

Ferner ist durch die Erfahrung festgestellt, dass Kühe, welche schon auffällige Erscheinungen der Knochenbrüchigkeit zeigten, in der Regel schnell und vollständig wieder geheilt werden, wenn sie gesunde Nahrung bekommen, indem sie aus dem Seuchebezirke entfernt oder auf andere Fütterung, z. B. Grünfütterung im Frühjahre nach einem trocknen Jahre, gesetzt werden. Diese Thatsachen, so wie vorzugsweise auch der Umstand, dass Arbeitsochsen viel seltener und viel geringer erkranken als ruhende Milchkühe, sprechen namentlich gegen die Annahme, dass der Krankheitsprozess einen entzündlichen Charakter an sich trage. Die Wirksamkeit etwa vorhandener Entzündungsreize würde durch Anstrengung gesteigert werden. Als Beweis für die Existenz eines entzündlichen Prozesses könnte zwar die augenscheinliche Schmerzhaftigkeit des Leidens angeführt werden; das Symptom gewinnt aber eine andere Bedeutung, wenn es genauer betrachtet wird. In der Regel zeigen die Thiere in der ersten Entwickelungsperiode der Krankheit, nämlich wenn sie bereits eine Zeit lang den Verhältnissen unterworfen waren, welche mit Sicherheit die Krankheit allmählich hervorrufen, in keiner Weise Schmerzen an. Erst später findet sich Steifigkeit im Gange und mühsames Aufstehen. Die Thiere empfinden dann unzweifelhaft bei der Bewegung Schmerz, nicht aber im ruhenden Zustande. Der Krankheitsprozess ist demnach nicht an sich schmerzhaft; es ist vielmehr höchst wahrscheinlich, dass die Verminderung der Cohäsion in der Knochensubstanz, wobei deren Theilchen in ungleichem Maasse verschiebbar werden, den Schmerz bei der Bewegung verursacht. Die Knochensubstanz verliert bei der Krankheit immer mehr ihre Widerstandsfähigkeit gegen gewöhnliche mechanische Einwirkungen. Dadurch wird auch die Thatsache erklärlich, dass die Krankheit, welche bis dahin unbemerkt blieb, nach Anstrengungen, Sprüngen u. dergl., bei Kühen nach dem Kalben und selbst nach der Ueberführung von Thieren aus Seuchebezirken in gesunde Bezirke, sich plötzlich durch Schmerzäusserungen zu erkennen gibt oder bei bereits offenbar kranken Thieren plötzlich eine bedeutende Steigerung erfährt. Die weitere Beobachtung der Thiere, welche z. B. nach einem Transporte fast alle Beweglichkeit verloren haben, zeigt dann aber in der Regel, dass die Krankheit, wenn sie überhaupt noch nicht zu einem hohen Grade entwickelt war, sehr bald wieder Rückschritte macht und unter günstigen Fütterungsverhältnissen bald vollständig verschwindet.

Auf der verminderten Widerstandsfähigkeit der Knochen beruhen höchst wahrscheinlich auch die entzündlichen Gelenkanschwellungen, welche sich in manchen Fällen bei der Krankheit entwikkeln. Dieselben sind nicht constante Vorkommnisse, wie fast alle Autoren angeben, denn in fast allen Fällen, die hier in diesem Jahre von mir beobachtet wurden, fehlten sie bei älteren Thieren. Die Erscheinung wird bei der Besprechung der Rachitis noch näher erörtert werden, und es möge hier nur die Bemerkung Platz finden, dass bei der krankhaften Veränderung in der Knochenrinde die Anheftung des Periost's gelockert wird und durch Zerrungen von Seiten der Sehnen und Bänder leicht in Entzündung versetzt werden kann. Die entzündliche Reizung setzt sich meistens auf das anliegende Bindegewebe und auf die Synovialkapsel fort. Sie ist eine secundäre Erscheinung und bei Thieren, die ruhig im Stalle stehen, sehr selten.

Nach dem Gebäracte gestaltet sich der Verlauf in der Regel ungünstiger. Erfahrungsmässig wird nämlich die Krankheit durch die Trächtigkeit in ihrer Entwickelung gefördert, und bei dem Gebäracte erleiden dann gerade diejenigen Knochen, welche immer vorzugsweise erkranken, heftige Erschütterungen, öfters sogar mehrfache Brüche. Da dann die Kühe auch nach dem Abkalben gewöhnlich an dem Orte verbleiben, wo sie die Krankheit erwarben, so kann es nicht auffallen, dass die Krankheit öfters bei denselben schnell hervortritt und dann schnell sich noch weiter steigert. Es gewinnt dann zuweilen den Anschein, als sei der Gebäract oder eine etwa darauf folgende Krankheit die Ursache der Osteomalacie. Noch mehr als die Trächtigkeit befördert erfahrungsgemäss die Lactation die Entwickelung der Knochenbrüchigkeit, so dass diese bei den einzelnen Kühen im geraden Verhältnisse zu deren Milchergiebigkeit steht, und dieser Umstand trägt ganz besonders dazu bei, dass die Krankheit nach dem Gebären offenbar wird und schnell zunimmt. Zuweilen geht die Krankheit im weiteren Verlaufe der Lactation, während die Fütterungsverhältnisse sich gleich bleiben, wieder zurück und erscheint dann nach dem nächsten Abkalben von Neuem und gewöhnlich viel heftiger. Diese Erscheinung wird noch weiter besprochen werden.

Andere Autoren halten die behauptete primäre Ernährungsstörung in dem organischen Knochengewebe nicht für eine entzündliche, sondern für eine Atrophie. Spinola*) nennt die Krankheit geradezu eine Cachexia ossium. Als Beweis dafür wird besonders immer die Beobachtung hervorgehoben, dass bei Brüchen gar keine Heilung eingeleitet werde. Diess würde allerdings ein sehr gewichtiges Argument sein, wenn es in der That sich so verhielte, wie behauptet wird. Es findet sich aber in den thierärztlichen Abhandlungen kein stichhaltiger Grund für jene Behauptung, denn es ist niemals genau beschrieben, wie die Umgebung des Bruches beschaffen zu sein pflegt. Eigene Untersuchungen haben mir gezeigt, dass die Heilung der Brüche selbst bei solchen Thieren eingeleitet wird, die im höchsten Grade erkrankt sind; es fand sich sowohl am Periost, als auch am Marke Wucherung und Bildung von osteoidem Gewebe in dem Maasse, als es in Rücksicht auf die Länge der Zeit, welche seit der Entstehung des Bruches verflossen war, überhaupt erwartet werden konnte. Weit vorgeschrittene Neubildungen werden kaum beobachtet werden können, da die Thiere selten lange am Leben bleiben, nachdem Knochenbrüche erfolgt sind. Es ist auch zu berücksichtigen, dass die Brüche in der Regel erst auf der Höhe der Krankheit, wenn bereits allgemeine Abmagerung und Appetitlosigkeit eingetreten ist, erfolgen, und dass regenerative Vorgänge in dem hungernden und abgezehrten Thiere nicht so lebhaft sein können, wie in einem gesunden Organismus.

Ferner wird angeführt, dass im Knochen nicht nur die Kalksalze relativ vermindert seien, sondern dass auch an der organischen Substanz eine absolute Abnahme gefunden werde. Das ist allerdings richtig; denn mit der Umbildung des osteoiden Gewebes in Markgewebe wird die organische Substanz vermindert, namentlich dann, wenn das betreffende Thier abgemagert und in Folge dessen das Mark wässrig geworden ist. Unter solchen Verhältnissen sind bisher auch meistens die Untersuchungen ausgeführt worden. Ebenso ist die in fast allen Beschreibungen der Krankheit wiederkehrende Behauptung, dass die allgemeine Abmagerung eine constante Erscheinung sei, nur bedingungsweise richtig, nämlich nur in Beziehung auf die stationäre Seuche auf solchem Boden, dessen Pflanzen überhaupt wenig Nahrungswerth haben. Nicht

*) Specielle Pathologie. II. Aufl.

jede Nahrung, welche die Knochenbrüchigkeit verursacht, ist in demselben Maasse arm an organischen Nährstoffen, wenn es auch richtig ist, dass Nahrungsmittel allein wegen ihres Kalkmangels unfähig sind, den Organismus auf die Dauer zu erhalten. Es kommt nicht selten vor, dass Kühe mehrere Monate hindurch, während die Knochenbrüchigkeit immer deutlicher hervortritt, nicht nur wohlbeleibt bleiben, sondern auch reichliche Quantitäten Milch geben. In den meisten Fällen fanden sich alle Markräume in den Knochen bei den wegen hochgradiger Erkrankung getödteten Thieren mit festem Mark gefüllt, selbst noch bei der Ziege, bei welcher sich Brüche an drei Schenkeln vorfanden. Auch an den Muskeln waren bei der mikroskopischen Untersuchung krankhafte Veränderungen nicht wahrnehmbar. Endlich magern die Thiere allerdings ab, und zwar oft recht schnell, wenn sie vom Fressen ablassen, weil ihnen das Aufstehen oder das Stehen überhaupt beschwerlich ist, oder weil sie mehr Appetit auf fremde Dinge als auf Futter haben und lieber die Krippe als deren Inhalt verzehren.

Nach dieser Darstellung kann nur die Annahme aufrecht erhalten werden, dass die Knochenbrüchigkeit wesentlich in einer Abnahme der Kalksalze besteht.

Der Kalkmangel kann durch eine vermehrte Abscheidung oder durch eine verminderte Aufnahme verursacht sein. In Betreff der vermehrten Abscheidung ist aber eine Unterscheidung zu machen. Dieselbe kann möglicherweise dadurch zu Stande kommen, dass Substanzen in das Blut gelangen, welche die Kalksalze aus den Knochen auslösen und in Secrete überführen, so dass eine vermehrte Ausfuhr von Kalksalzen aus dem Körper stattfindet. Dass auf diese Weise bei der Knochenbrüchigkeit die Entkalkung der Knochen zu Stande kommt, ist sehr unwahrscheinlich, denn es ist bisher weder eine vermehrte Ausscheidung von Kalksalzen nachgewiesen, noch ist ein anderer positiver Grund für die Annahme vorhanden, dass in der Nahrung, welche die hinreichende Veranlassung zur Entstehung der Krankheit bildet, etwas vorhanden ist, was in den Knochen die Kalksalze in aussergewöhnlicher Weise lösen könnte.

Ferner kann eine vermehrte Abscheidung dadurch zu Stande kommen, dass das, im Uebrigen normal beschaffene, Blut eine Verarmung an Kalksalzen erfährt und dadurch befähigt und veranlasst wird, letztere aus den Knochen auszulösen. Denn das Knochengewebe enthält, wie bereits bemerkt ist, mehr Kalksalze, als es zu seiner Existenz durchaus bedarf und festhalten muss, und es kann desshalb unzweifelhaft vorkommen, dass das Blut in Folge von Kalkarmuth mehr als gewöhnlich Kalksalze aus den Knochen fortführt, um sie wieder an andere Gewebstheile, welche eine stärkere Anziehung darauf ausüben, abzugeben. In dieser Weise kann eine vermehrte Abscheidung von Kalksalzen aus den Knochen ohne krankhaft gesteigerte Ausfuhr aus dem Körper stattfinden, und darin findet auch die Thatsache ihre Erklärung, dass Trächtigkeit und Lactation die Entwickelung der Krankheit befördern. Diese Art der vermehrten Abscheidung fällt mit verminderter Zufuhr zusammen, in analoger Weise wie bei normalem Stoffverbrauch im Körper das Fettgewebe bei unzureichender Ernährung einen Theil seines Fettes verliert. Da nach den angeführten Thatsachen nicht angenommen werden kann, dass das Knochengewebe bei der Knochenbrüchigkeit in der Weise erkrankt ist, dass es ausser Stande wäre, die zum Ersatz der im gewöhnlichen Stoffwechsel abgehenden hinreichend gebotenen Kalksalze sich anzueignen, so bleibt nur die Annahme übrig, dass eine verminderte Zufuhr an Kalksalzen der Krankheit zum Grunde liegt; denn auch der Einwand, dass eine fehlerhafte Blutmischung, der zu Folge die Assimilation der darin enthaltenen Kalksalze nicht möglich sei, bestehen könne, wird durch die Erfahrung widerlegt, dass im Verlaufe der Krankheit im Fötus Knochenneubildung zu Stande kommt. Das Blut ist nur in sofern krankhaft verändert, als es kalkarm ist in Folge mangelhafter Zufuhr von Kalksalzen aus dem Verdauungskanale. Diese Behauptung wird durch die Thatsache, dass die Kalksalze beim Rindvieh und Schafe den Körper durch den Darmkanal verlassen und dass desshalb ein Kalkmangel im Darmkanale eigentlich niemals entstehen könnte, nicht entkräftet, weil bis jetzt nicht zu erweisen ist, dass die in irgend einem Secrete ausgeführten Kalksalze in einer verdaulichen Verbindung enthalten sind, während andererseits festgestellt ist, dass nicht jede Kalkverbindung von den Verdauungssäften erschlossen werden kann.

Mit der aufgestellten Theorie stehen die Erfahrungen über die ursächlichen Verhältnisse der Knochenbrüchigkeit vollkommen im Einklange, denn unter allen Verhältnissen, welche die Krankheit erzeugen, stimmt das Futter darin überein, dass es aussergewöhnlich arm an Kalksalzen, namentlich an phosphorsaurem Kalk, ist.

Es ist Thatsache, dass in Folge anhaltender Dürre die Lösung der zur Ernährung der Pflanzen nothwendigen Mineralstoffe im Boden nicht in hinreichendem Maasse geschieht und dass in Folge dessen die Pflanzen sich im Ganzen mangelhaft entwickeln und auch eine abnorme Zusammensetzung erlangen. Das gilt natürlich nur im Allgemeinen; denn je nachdem der Boden viel oder wenig mineralische Nährstoffe enthält und je nachdem dieselben in einer leicht oder schwer löslichen Form vorhanden sind, findet bei Mangel an Feuchtigkeit eine weniger oder mehr kümmerliche und qualitativ veränderte Bildung der Pflanzen statt. Gleichartige Pflanzen zeigen erfahrungsmässig grosse Verschiedenheiten in ihrer Zusammensetzung, wenn sie bei gleichen Witterungsverhältnissen auf verschiedenen Bodenarten gewachsen und mit verschiedenen Dungstoffen behandelt sind. Die Pflanzen sind die Produkte ihres Standortes! Ganz besonders mangelt es bei Dürre den Pflanzen an schwer löslichen Stoffen, namentlich an phosphorsaurem Kalk. In dieser Beziehung besteht jedoch ein Unterschied hinsichtlich der besonderen Art der mangelhaften Entwickelung. Die Pflanzen können eine mangelhafte Entwickelung der Früchte oder Samen zeigen, während Halm und Blätter gut entwickelt sind, oder es besteht umgekehrt eine kümmerliche Entwickelung des Halmes, bei verhältnissmässig guter Fruchtbildung, oder beide Theile sind kümmerlich. Unter diesen verschiedenen Verhältnissen ist die Zusammensetzung und der Futterwerth der Pflanzen, namentlich der Halme, welche als Heu resp. Stroh für Rindvieh vorzugsweise zur Verwendung kommen, sehr verschieden. Die Körner werden durch Vermittelung des Halmes ernährt und entwickelt, und sie entziehen dem Halme um so mehr Nährstoffe, je vollkommener sie sich im Verhältnisse zu demselben ausbilden. Demgemäss ist bei einer Ernte, welche wenig Stroh, aber einen noch guten Körnerertrag gibt, das Stroh arm an Proteinstoffen und Aschenbestandtheilen. Ist hingegen bei einer schlechten Ernte vorzugsweise der Körnerertrag gering, so kann das Stroh sogar reicher an Proteinstoffen und Aschenbestandtheilen sein, als bei gleichmässig guter Entwickelung aller Pflanzentheile, indem die Stoffe darin angehäuft zurückbleiben. Als Beweis mögen einige Untersuchungen von Lawes und Gilbert*) hier Platz finden:

Auf einem engl. Acre wurde geerntet Weizen:

	Körner	Stroh	In 100 Theilen wasserfr. Subst. Proteinstoffe		Asche	
	Pfd.	Pfd.	Körner	Stroh	Körner	Stroh
1853.	358	1414	14,9	8,1	2,52	6,50
1854.	1360	2136	12,9	4,8	2,01	5,26

Es waren demnach bei unverhältnissmässig starkem Körnerertrage im Jahre 1854 die Körner, namentlich aber das Stroh arm an Proteinstoffen und Asche.

Aehnliche Verhältnisse fanden sich, wenn die Ernten auf demselben Felde in Folge verschiedener Düngungen ungleich ausfielen, wie folgende tabellarische Uebersicht zeigt:

	Totalertrag pro Acre	Procent. Menge Korn im Totalertr.	Körner Asche	Körner Rückst. %	Stroh Asche	Stroh Rückst. %
1845.	5545	33,1	1,91	2,25	7,06	0,92
1846.	4114	43,1	1,96	2,15	6,02	0,67
1853.	3932	25,1	2,24	2,35	6,27	1,20
1854.	6803	35,8	1,93	2,14	5,08	0,69

Aus Vorstehendem ist ferner ersichtlich, dass der Aschengehalt der Nahrungsmittel nicht immer zu dem Gehalte an Proteinstoffen in demselben Verhältnisse steht. In dieser Hinsicht kommen noch grössere Verschiedenheiten vor. Z. B. enthalten nach Crusius**):

	Stickstoff	Asche
Erbsenschrot	3,850	3,2
Malzkeime	4,160	6,5

Der Proteingehalt der Nahrungsmittel darf desshalb bei diätetischen Anordnungen nicht einseitig berücksichtigt werden, wenn eine vermehrte Zufuhr von Kalk beabsichtigt wird.

Tritt die Dürre erst später ein, nachdem die Halme sich bereits bis zu einem gewissen Grade der Vollkommenheit entwickelt haben, und findet dann eine mangelhafte Aehren- resp. Rispenbildung statt, oder wird diese noch durch andere locale Schädlichkeiten weiter beeinträchtigt, so kann bei einer knappen Stroh- und Heufütterung dennoch genügender Kalk eingeführt werden und die Knochenbrüchigkeit ausbleiben.

*) Wolf, Fütterungslehre.

**) Wilda, landw. Centr.-Bl. 1861. I.

Aehnliche Verhältnisse finden sich bei den Gräsern und Futterkräutern. Dieselben enthalten in den ersten Perioden der Entwickelung bedeutend mehr Proteinstoffe und Asche, als später.

Wolf fand im heutrocknen Rothklee:

	Ganz jung	13. Juni	22. Juni	20. Juli
Proteinsubst. .	21,9	13,8	11,2	9,5
Asche . . .	9,8	7,2	5,8	5,6

Sind die Halme schwach entwickelt, so ist der Werth des Heues in derselben Weise verringert, wie es beim Stroh der Fall sein kann; denn von den Samen und den an Proteinstoffen und Kalk verhältnissmässig sehr reichen Blättern geht ein grosser Theil verloren, bevor das Heu zur Verfütterung kommt.

Ist Heu- und Stroherntе mangelhaft, so erhalten die Thiere davon weniger als in guten Jahren, und nur in wenigen Wirthschaften ist es dann möglich, durch Verabreichung von grösseren Quantitäten den relativen Mangel an einzelnen Stoffen einigermaassen auszugleichen. Der Ausfall an jenen Futtermitteln wird vielmehr in der Regel durch solche Futterstoffe gedeckt, welche zwar einen gewissen Nähreffect ausüben, aber an sich immer arm an Kalksalzen sind, nämlich durch Wurzelgewächse oder durch Schlempe oder Presslinge. Während 1000 Gewichtstheile Wiesenheu nach Lehmann neben 3,3 Phosphorsäure 10,01 Kalk enthalten, finden sich in Kartoffeln neben 2,0 Phosphorsäure nur 0,16 Kalk. Damit kann dann eine Mästung effectuirt und die Milchsecretion unterhalten werden, obgleich die Knochen immer mehr Kalksalze verlieren. Denn die Fettproduction erfolgt auch bei mangelhafter Zufuhr von Mineralstoffen; fette Thiere enthalten immer relativ weniger Asche als magere.

Lawes und Gilbert*) fanden:

	Schlachtfleisch		Lebendgewicht	
	Trockensubst.	Asche	Trockensubst.	Asche
Halbfetter Ochs	46,0	5,56	40,4	4,66
Fetter Ochs . .	54,4	4,56	48,5	3,92
Mageres Schaf .	42,7	4,36	36,7	3,16
Sehr fettes Schaf	67,0	2,77	59,5	2,90
Mageres Schwein	44,7	2,57	39,7	2,67
Fettes Schwein .	61,5	1,40	54,7	1,65

*) Philos. transact. 1859. II. Journal für Landwirthsch. Neue Folge. I.

In dieser Richtung ist im vergangenen Winter an der landw. Lehranstalt zu Worms ein Versuch angestellt*). Drei Kühe, die sich im mittelguten Ernährungszustande befanden, wurden vom 17. Januar an ausschliesslich mit Kartoffel- und Rübenfutter ernährt. Die Kühe behielten zwar ein ziemlich gutes Aussehen, waren aber bereits Mitte Februar kaum mehr im Stande, sich zu erheben, und vom 21. Februar an standen sie nicht mehr auf. Darauf bekamen zwei Kühe reichliche Portionen 1864er Heues, daneben Kleien, Schrot und Oelkuchen; die dritte bekam ihr Wurzelwerk wie vorher, aber mit einem Zusatze von 2 Loth gut präparirten Futterknochenmehl. Die zwei ersten Kühe standen am 11. März zum ersten Male wieder auf und zeigten sich vollkommen gesund, während die dritte Kuh erst am 20. März zum Stehen kam und im Vergleich zu den beiden anderen bedeutend magerer war.

Die vorstehend angeführten Thatsachen machen es erklärlich, dass im vorigen Jahre, wo eine sehr schlechte Strohernte, aber eine verhältnissmässig gute Körnerernte stattgefunden hat, die Knochenbrüchigkeit in ausserordentlich grosser Verbreitung und an manchen Orten sehr bösartig aufgetreten ist. Der Einfluss der trocknen Witterung liess sich auch deutlich daran erkennen, dass in denjenigen Ortschaften und Gehöften, deren Fluren vorzugsweise ausgetrocknet waren, die Seuche sich am frühesten und am schnellsten entwickelte. In einem Orte waren die Kühe und das Jungvieh einer Wirthschaft, deren Aecker besonders hoch und trocken liegen, trotz ziemlich reichlicher Heu- und Strohfütterung bereits im November im höchsten Grade erkrankt und gingen sämmtlich ein, während alle übrigen Kühe des Ortes erst später und in weit geringerem Grade erkrankten. Einen wie grossen Einfluss ferner die Bodenbeschaffenheit bei gleichen Witterungs- und Culturverhältnissen auf die Zusammensetzung der Pflanzen hat, kam in einem Orte zur Beobachtung, wo sämmtliches Rindvieh, dessen Futter an der einen, niedrig und verhältnissmässig feucht gelegenen Seite gewachsen war, sehr stark erkrankte und zum grössten Theile einging, während das Futter von der anderen, hoch gelegenen Seite der Feldflur, wo Kalkuntergrund vor-

*) Agronom. Zeitung No. 21.

handen ist, sich viel weniger nachtheilig erwies. In demselben Orte ist die Krankheit in anderen Jahren überhaupt nicht beobachtet.

In ähnlicher Weise machte sich überall die Art der Zusammensetzung des Futters geltend. Eine Beigabe von Körnern, namentlich Hülsenfrüchten, und noch mehr die Fütterung von Rapskuchen bewirkten in allen Fällen, dass die Krankheit sich langsamer und nicht bis zum höchsten Grade entwickelte. Auch im Heu sind wieder Verschiedenheiten gegeben, je nachdem es aus diesen oder jenen Gräsern besteht. Nach Wolf enthält z. B. Raigras 1,6 Kalk und 1,7 Phosphorsäure und Thimotheegras 2,0 Kalk und 2,3 Phosphorsäure.

Werden alle Verhältnisse, welche auf die Entwickelung der Krankheit einwirken, nämlich Feuchtigkeitsgehalt des Bodens, Zusammensetzung desselben, Düngung, überhaupt Cultur, Art der Futterstoffe und Zusammensetzung des Futters, berücksichtigt, so kann es weiter nicht auffallen, dass Entwickelung und Verlauf der Seuche in verschiedenen Viehständen sich überaus verschieden gestaltet.

Das stationäre Vorkommen der Knochenbrüchigkeit wird vorzugsweise da beobachtet, wo die Nahrung des Rindviehes zum grössten Theile aus sauren Gräsern besteht, die auf Moor- und Torfboden gewachsen sind. Erfahrungsmässig tritt die Krankheit auch in derartigen Districten heftiger auf, wenn die Witterung anhaltend trocken ist, so dass die Lösung von Stoffen, die ohnehin in dem Boden nur sparsam enthalten sind, noch beeinträchtigt wird. Der Torf- und Moorboden ist ein Gemisch von humosen Stoffen und unzersetzten Pflanzentheilen, in welchem sich anorganische Stoffe meistens nur in geringer Menge finden. Der Boden enthält oft nur 4—5 pCt. erdiger Stoffe, zuweilen, besonders im Bruchboden, aber selbst 20—40 pCt. Es ist natürlich, dass auf einem sehr kalkarmen Boden auch die Pflanzen kalkarm sein müssen und dass bei einer solchen Nahrung ein Kalkmangel im Körper unausbleiblich ist. Die Verschiedenartigkeit des Moor- und Torfbodens macht es ferner auch erklärlich, dass nicht überall auf solchem Boden die Knochenbrüchigkeit vorkommt, indem die Pflanzen, der Bodenart gemäss, eine sehr verschiedene Zusammensetzung haben. Ritthausen*) fand sogar, dass die unächten Gräser im

*) Wilda's Centralblatt 1860. I.

Allgemeinen nicht weniger Stickstoff, Phosphorsäure und Kalk enthalten, als die ächten. Leider ist nicht angegeben, unter welchen Verhältnissen die Gräser gewachsen waren; durch eine geeignete Cultur kann steriler Torfboden sogar die Fähigkeit erlangen, Getreide zu tragen. Die Praxis hat jedoch längst entschieden, dass saure Gräser nur einen geringen Nahrungswerth haben, so dass, wenn dieselben etwa regelmässig den ächten Gräsern chemisch gleich sein sollten, die Nährstoffe als nicht verdaulich angesehen werden müssen. Wenn die organischen Bestandtheile der Pflanzen unverdaut bleiben, so können auch die damit verbundenen Erden nicht zur Verwerthung kommen. Nach Versuchen von Henneberg und Stohmann*) bleibt immer ein Theil der Nährstoffe, namentlich Proteinstoffe und Cellulose, ungelöst, selbst wenn die Thiere kaum das nöthige Erhaltungsfutter bekommen, und das Verhältniss der verdaulichen zu den unverdaulichen Stoffmengen ist in den einzelnen Pflanzen sehr verschieden.

In 100 Gewichtstheilen lufttrockner Substanz (15 pCt. Feuchtigkeit) finden sich:

	Im Ganzen		Verdauliche Stoffe	
	Rohprotein	Rohfaser	Protein	Cellulose
Bohnenstroh	10,3	34,9	5,3	12,6
Kleeheu . .	14,1	28,2	7,2	11,0
Wiesenheu .	13,3	24,2	8,0	14,4
Bohnenschrot	26,9	6,5	26,9	—

Beide Forscher sind der Ansicht, dass die unverdaut bleibende Proteinsubstanz und Cellulose wahrscheinlich von der verdaulichen chemisch nicht verschieden, sondern nur schwer löslich ist. Demnach können chemische Untersuchungen der sauren Gräser nicht die Erfahrung widerlegen, dass dieselben nur einen geringen Nähreffect haben. Es stimmt auch mit dieser Erfahrung überein, dass in Folge der Fütterung mit sauren Gräsern Knochenbrüchigkeit und allgemeine Abmagerung nebeneinander entstehen, obgleich die betreffenden Thiere bei Appetit bleiben und grosse Quantitäten von Futter aufnehmen. Bei der Abmagerung verschwindet auch das Fett aus dem Knochenmark, so dass dieses flüssiger wird und schliesslich eine gelb-röthliche Emulsion dar-

*) Beiträge zur Begründung einer rationellen Fütterung der Wiederkäuer. II. Hft. Braunschweig 1864.

stellt. Die sogenannte Markflüssigkeit ist demnach nicht nothwendig mit Knochenbrüchigkeit verbunden und nicht ein besonderes Stadium derselben, sondern nur unter gewissen Verhältnissen eine Theilerscheinung der Krankheit.

Diese Anschauung wird besonders durch eine Beobachtung bestätigt, welche Herr Reinecke zu Wiedenbrück mir kürzlich mittheilte. Dort kam auf einem sumpfigen Terrain die Knochenbrüchigkeit früher in manchen Jahren allgemein vor. Die Seuche verschwand, nachdem der Boden, welcher aus feinkörnigem Sande ohne Beimischung von Lehm besteht, trocken gelegt und in Rieselwiesen, die jetzt einen hohen Ertrag an gutem Heu liefern, umgewandelt war. Nur in einem Stalle, dessen Kühe ausschliesslich mit dem Rieselwiesengrase, im Winter neben Kartoffeln und Rüben, aber ohne Beigabe von Stroh, ernährt werden, tritt die Krankheit seitdem periodisch, in manchen Jahren heftiger als in anderen, auch bis jetzt noch auf, trotzdem die Kühe viel Futter bekommen und in sehr gutem Nährzustande sich befinden. In anderen Ställen, in welchen Gras und Heu von denselben Wiesen, aber mit Beigabe von Stroh gefüttert wird, erschien die Krankheit nicht und auch im vergangenen Jahre nur in den Ställen, in welchen wegen Strohmangel mehr Heu als sonst gefüttert wurde. Abbruch an Heu, welches fast nur aus ächten Gräsern besteht, und Beigabe von Stroh wirkt dort offenbar der Entwickelung der Krankheit entgegen. Das Heu, welches jetzt untersucht wird, ist höchst wahrscheinlich arm an phosphorsaurem Kalk. Denn im Sandboden, namentlich auch in humosem Sandboden, fehlt es an Phosphorsäure, wenn auch Kalk in genügender Menge vorhanden ist, und nach wiederholten Untersuchungen ist die Menge der im Wasser löslichen Mineralien von der Menge der im Boden vorhandenen Mineralsäuren abhängig. Die Kühe, welche auf den erwähnten Rieselwiesen weiden, fressen das ihnen gebotene Knochenmehl mit Begierde und frassen Grasstellen, auf welche einige Hände voll Knochenmehl gestreut waren, sofort ganz kahl.

In der Gegend von Augsburg herrscht die Knochenbrüchigkeit stationär auf einer Fläche, deren Boden der jüngsten Formation angehört und 50 — 90 pCt. reinen kohlensauren Kalk enthält und der Almgrund genannt wird. Genau mit dem Aufhören dieses Almgrundes hört die Knochenbrüchigkeit auf und ist östlich und westlich vom Thale auf dem dortigen Lehmboden völlig unbekannt. In trocknen Jahren ist die Krankheit allgemeiner; in feuchten Jahren hauptsächlich nur in den Ställen, wo kein Kraftfutter gegeben wird. Der Boden hat keine Kleefähigkeit, wird aber kleefähig und überhaupt bedeutend ertragsfähiger durch Düngung mit Superphosphat und Knochenmehl. Es fehlt dem Boden an der hinreichenden Menge Phosphorsäure und es fehlt desshalb phosphorsaurer Kalk in den Pflanzen, welche er producirt und die die Knochenbrüchigkeit hervorrufen.

Auf den Mangel an Phosphorsäure im Boden muss es auch zurückgeführt werden, dass die Krankheit bei seuchenartiger Verbreitung in dürren Jahren öfters vorzugsweise in solchen Gegenden auftritt, deren Boden durchaus nicht kalkarm ist. Nach den bekannten thierärztlichen Berichten erscheint die Seuche z. B. in einzelnen Kreisen des Reg.-Bez. Merseburg häufiger und heftiger als in der Gegend von Magdeburg, obgleich der Boden in letzterer Gegend weniger Kalk enthält. Die bekannten chemischen Untersuchungen weisen aber in dem Humusboden der Magdeburger Börde einen bedeutend grösseren Phosphorsäuregehalt nach, als im Boden des Mansfelder Seekreises, wo die Krankheit öfters beobachtet wird.

Es bleibt nun noch übrig, den Einfluss zu erörtern, welchen Trächtigkeit und Milchsecretion auf die Entwickelung der Krankheit ausüben. Die Thatsache, dass die Entwickelung des Fötus die Krankheit des Mutterthieres steigert, bedarf keiner Erklärung, denn das Skelett des Fötus bildet sich auf Kosten der Mutter. Einen noch grösseren Einfluss übt aber erfahrungsmässig die Lactation aus, denn in sehr häufigen Fällen steigert sich die Krankheit gerade in der ersten Zeit nach dem Gebären sehr schnell. In manchen Gegenden, wo die Krankheit stationär ist, erkranken die Kühe in der Regel 6 — 8 Wochen nach dem Gebären, während sie sich später öfters wieder bessern und scheinbar gesund sind bis zu derselben Zeit nach der nächsten Geburt.

Struckmann*) fand, dass neugeborne Kälber der holländer Raçe in 17 Fällen durchschnittlich 88,5 Pfund wogen. Wird das Gewicht sogar etwas höher, zu 90 Pfund, angenommen, so hat

*) Wolf, Fütterungslehre.

das Kalb bei der mittleren Fötalzeit von 286 Tagen täglich etwas mehr, als ⅛ Pfund zugenommen, und würde es, da neugeborne Kälber durchschnittlich in 1 Pfund Lebendgewicht, 0,17 Stickstoffverbindungen, 0,11 Fett, 0,05 Mineralstoffe und darin 0,020 Phosphorsäure und 0,024 Kalk enthalten, dem Mutterthiere im Ganzen 1,80 Pfd. Phosphorsäure und 2,16 Pfd. Kalk, also pro Tag kaum 0,0063 Pfd. Phosphorsäure und 0,0076 Pfd. Kalk entzogen haben. Nach der Geburt nehmen die Kälber bedeutend mehr, und zwar nach Versuchen von Perrault*) durchschnittlich täglich wenigstens 1,20 Kilogr. zu, wobei das Mutterthier noch das Material liefern muss. Nach Lehmann enthalten 10 Pfd. Milch durchschnittlich Mineralstoffe 0,07 Pfd., und zwar 0,022 Pfd. Phosphorsäure und 0,017 Pfd. Kalk, und würden demnach mit 20 Pfd. Milch täglich aus der Kuh 0,044 Pfd. Phosphorsäure und 0,034 Pfd. Kalk, folglich bedeutend mehr abgehen, als zur Bildung des Fötus täglich abgegeben wurde. Die Mehrausgabe von den genannten Stoffen an das Kalb nach der Geburt wird auch dadurch erwiesen, dass das Kalbsblut bedeutend mehr von den Stoffen enthält als das Blut des erwachsenen Rindes, denn das Blut des Fötus kann in seinem Gehalte an gelösten Stoffen von dem Blute der Mutterthiere nicht wesentlich verschieden sein **). Da nun nach Henneberg und Stohmann im Erhaltungsfutter pro Kilogr. Lebendgewicht täglich 0,05 Grm. Phosphorsäure und 0,1 Grm. Kalk, für eine Kuh von 350 Kilogr. Lebendgewicht demnach 0,05 Pfd. Phosphorsäure und 0,1 Pfd. Kalk täglich nothwendig sind, so würde die Kuh bei Abgabe von nur 20 Pfd. Milch täglich schon um fast ein Drittel mehr wie gewöhnlich Kalk zu ihrer Erhaltung gebrauchen. Dabei ist ferner noch zu berücksichtigen, dass die Abgabe von Kalk an den Fötus sich nicht gleichmässig auf die ganze Tragezeit vertheilt, sondern vorzugsweise in der letzten Periode stattfindet, und dass die Milch gleich nach der Geburt sehr reich an Proteinsubstanzen und Salzen ist und später immer ärmer daran wird. In dem Kalbe finden sich pro Pfund Lebendgewicht 0,05 Pfund Mineralstoffe und im 7—8 Wochen alten (21,28 Grm. schweren) Fötus fand Schlossberger nur 1,27 pCt. Asche. Im

*) Grouwen, Vorträge über Agricultur-Chemie. Köln 1862.

**) Fehling, Handwörterbuch der reinen und angewandten Chemie.

Colostrum finden sich nach Boussingault 15,0 pCt. Casein und 3 pCt. Salze, während die Milch 6,8 pCt. Casein nebst 0,6 pCt. Salzen (Simon) und noch weniger, selbst nur 3,0 pCt. Casein nebst 0,1 pCt. Salzen (Boussingault) enthält. Dem entsprechend wird auch nach der Geburt bei blosser Milchnahrung die tägliche Zunahme der Kälber immer geringer. Wie bedeutend in der Milch im Verlaufe der Lactation der Gehalt an Trockensubstanz und namentlich an Albumin abnimmt, haben die Untersuchungen von Boussingault gezeigt. Derselbe fand in der Kuhmilch:

Tag nach dem Kalben	Trockensubst. (pCt.)	Albumin (pCt.)	Butter (pCt.)	Zucker (pCt.)
unmittelbar	38,4	15,5	8,4	0,0
1.	30,1	13,7	5,9	0,2
2.	23,1	10,9	6,2	0,9
3.	15,3	8,6	4,0	2,5
7.	12,5	2,1	2,5	4,3
14.	12,6	1,6	2,5	4,3
21.	12,1	0,9	2,3	4,6
28.	12,4	0,7	2,6	4,4

Die angeführten Thatsachen erweisen unzweifelhaft, dass den Kühen unmittelbar-vor und nach der Geburt ausserordentlich viel Phosphorsäure und Kalk entzogen wird. Die Thatsachen stützen auch ganz besonders die Annahme, dass der Abgang von Kalk der beschleunigten Entwickelung der Krankheit bei der Milchsecretion zum Grunde liegt, denn eine Abnahme der Weichtheile findet nicht in dem Maasse statt, dass der Verlust an Nährstoffen überhaupt als Krankheitsursache erachtet werden könnte. Wird dann ferner noch der Umstand berücksichtigt, dass häufig einige Zeit nach dem Kalben die Fütterung eine bessere und ausserdem auch reichlicher wird, indem die Kühe häufig einige Zeit vor dem Beginne der Grünfütterung abkalben, so wird es auch erklärlich, dass in den späteren Perioden der Lactation die Krankheit öfters wieder abnimmt.

Die Beobachtung, dass Ochsen seltener und weniger heftig an der Knochenbrüchigkeit erkranken als Milchkühe, bedarf nach den vorstehenden Anführungen keiner weiteren Erörterung, wohl aber die Beobachtung, dass auch Jungvieh weniger häufig und weniger heftig ergriffen wird. Eine Immunität besitzen junge Thiere so wenig als Ochsen; die Krankheit entwickelt sich bei diesen Thieren nur langsamer. Die Erklärung findet sich darin, dass das Wachsthum im Verlaufe der Entwickelung immer langsamer von Statten geht, bei ungenügender Nahrung sogar ganz still stehen kann, dass demnach auch der Bedarf an Kalk immer geringer wird. Ein Kalb, welches während des Saugens bis zum 42sten Tage durchschnittlich täglich 1,20 Kilogr. zugenommen hatte, nahm bei Fütterung von Gerstenschrot und Grummet nebst etwas Milch zum Saufen vom 42.—50. Tage täglich 0,65 Kilogr. und vom 71.—78. Tage täglich nur 0,23 Kilogr. zu. Das Wachsthum kann demnach so gering sein, dass ein Thier wenig mehr, als sein Erhaltungsfutter, gebraucht.

Ausser Kühen und Ziegen leiden auch Vögel an der Knochenbrüchigkeit. Chossat brachte bei Tauben durch ausschliessliche Fütterung mit Weizen die Krankheit hervor. Die Tauben starben zwischen dem 8. und 10. Monate, und die Knochen wurden zuletzt so zart, dass sie schon in den noch lebenden Thieren zerbrachen. Eine Taube verzehrte täglich 30 Grm. Weizen und damit 0,296 Phosphorsäure und nur 0,018 Grm. Kalk.

Ferner ist die Knochenbrüchigkeit bei Reihern und in mehreren Fällen auch bei Giraffen, im Jardin de Plantes, in Windsor und in Schönbrunn, beobachtet. Eine in Frankfurt a. M. gestorbene Giraffe war gut genährt, die Knochen waren wohl gebildet, von natürlicher Form und Grösse, die Gelenkenden nicht aufgetrieben, aber an allen vier Füssen waren die Ansatzstellen der grossen Streckmuskeln abgebrochen; die Rindensubstanz dieser Knochen war papierdünn, durchscheinend, fast ohne Spur von Marksubstanz. Die Knochen zeigten keinen Mangel an Kalksalzen, waren bloss poröser, an der Oberfläche glanzlos, fein gefurcht, siebartig durchlöchert, ihre Knochenhöhle und Knochenkanäle erweitert. Die Krankheit war nach Bruch *) „ein wahrer Schwund der Knochen mit übermässiger Bildung von Knochenmark und wahrscheinlich hervorgebracht durch Mangel an Bewegung und dadurch bedingten geringeren Stoffwechsel.“

Bei Schafen ist die Knochenbrüchigkeit bis jetzt nicht beobachtet. Auf sauren Weiden werden Schafe gewöhnlich nicht ge-

*) Der zoolog. Garten. 1864. Im Auszuge in der Oesterr. Vierteljahrsschr. für Veterinärkunde. XXIII.

halten und in der Regel bekommen diese Thiere verhältnissmässig mehr Stroh und besseres Heu als Kühe. Darin mag es begründet sein, dass Schafe nicht offenbar an Knochenbrüchigkeit erkranken. Es ist auch möglich, dass Schafe eine geringere Disposition zu der Krankheit besitzen, indem entweder ihre Knochen die Kalksalze mehr fixiren als die Knochen der Ziegen und Rinder, oder indem bei ihnen die Ausscheidung von Kalk durch die Secrete weniger energisch und bei mangelhafter Zufuhr nicht auf Kosten der Knochen stattfindet. Die Existenz einer mehr minder grossen Gattungsanlage zu der Knochenbrüchigkeit kann um so weniger bestritten werden, als festgestellt ist, dass die verschiedenen Pflanzenfresser sich hinsichtlich der Fähigkeit, die einzelnen Pflanzenbestandtheile zu verdauen, und hinsichtlich der Secretionen sehr verschieden verhalten. Die Existenz einer individuellen Prädisposition ist durch die Erfahrung erwiesen und durch Versuche erklärt, indem es sich immer herausstellte, dass die verschiedenen Individuen in verschiedenem Maasse das Futter verwerthen.

Auf Grund der Folgerung, dass die Brüchigkeit der Knochen von einem Mangel an Kalksalzen in denselben abhängig sei, indem Festigkeit und Härte für gleichbedeutend gehalten wurden, ist bereits seit längerer Zeit von einigen Thierärzten und Landwirthen Kalk als Heilmittel angewendet worden. Das Mittel hat sich angeblich in vielen Fällen bewährt, wohingegen es in anderen Fällen ohne Nutzen geblieben ist. Die Zeit der Anwendung und die Form des Mittels sind für dessen Wirksamkeit von Bedeutung. Kühe, die im höchsten Grade krank und dann noch gute Milcher sind, gehen in der Regel zu Grunde, und der Kalk ist nicht in jeder Form nützlich. Da es dem Körper an phosphorsaurem Kalk fehlt, so muss solcher gegeben werden. Nicht selten findet sich zwar in dem Futter, dem es an Kalk mangelt, die nöthige Menge Phosphorsäure; dieses ist aber nicht immer der Fall, und dann würde der Zusatz von reinem Kalk oder kohlensaurem Kalk nichts nützen. Auch ist der phosphorsaure Kalk nicht in jeder Form gleich leicht verdaulich. In den erwähnten Verhältnissen dürften die Verschiedenheiten in dem Heilerfolge ihre Erklärung finden.

Am besten wirkt das präparirte Knochenmehl, in welchem der phosphorsaure Kalk sehr fein vertheilt ist. Dasselbe ist von organischen Beimengungen ziemlich vollständig frei und daher der Verderbniss nicht leicht unterworfen. Die Verdaulichkeit des phosphorsauren Kalks ist bereits vor Jahren von Lehmann*) nachgewiesen. Ein 5 Monate altes, 297 Pfd. schweres Kalb erhielt in seiner Ration Futter täglich 24,531 Grm. Kalk und 39,169 Grm. Phosphorsäure. Davon verblieben im Körper während der zweitägigen Untersuchung 20,742 Grm. Kalk und 36,262 Phosphorsäure. Als dann dem Futter in zwei Tagen 25,694 Grm. phosphorsauren Kalks zugesetzt wurden, verblieben im Körper in dieser Zeit 26,776 Grm. Kalk und 42,047 Phosphorsäure. Aehnliche Resultate erhielt Theod. v. Gohren**). Es wurde ein Schaf vom 14. — 21. Juli ohne Zusatz von Erdphosphaten gefüttert, und betrug

	die durchschnittl. tägl. Einnahme in Grm.			die durchschnittl. tägl. Ausgabe in Grm.			
Bestandtheile.	Im Futter.	Im Wasser.	Summa.	In den Fäces.	Im Harn.	Summa.	Mehr d. Einnahme als Ausgabe.
Kalk . .	7,045	0,036	7,081	7,028	—	7,028	+0,053
Phosphors.	3,187	—	3,187	2,884	0,076	2,960	+0,227

Vom 21. — 28. Juli mit Zusatz von 10 Grm. Erdphosphaten (3,335 Grm. Kalk und 4,253 Grm. Phosphorsäure) täglich:

Kalk . .	7,045	0,041	10,421	9,238	—	9,238	+1,183
Phosphors.	3,187	—	7,440	5,485	0,134	5,619	+1,821

Bei Versuchen, welche in der neueren Zeit an der Thierarzneischule in München angestellt worden sind, hat sich ferner ergeben, dass die Verdaulichkeit des Futterknochenmehls durch eine Beigabe von Kochsalz gesteigert wird. Dasselbe kann den Thieren mit dem Futter gegeben werden. Die tägliche Dosis würde nach den vorstehenden Anführungen über den Bedarf der Thiere für Rinder auf 1 Unze und für Milchkühe auf 1½ — 2 Unzen festzustellen sein. Wichtig ist es, dass das Mittel frühzeitig, entweder als Vorbeugungsmittel, namentlich bei tragenden und milchenden Kühen, oder doch sofort gegeben wird, wenn die ersten Spuren der Krankheit sich zeigen. In den Bezirken, in welchen die Seuche stationär ist, weil es dem Boden an Kalk oder an Phosphorsäure oder an beiden Substanzen fehlt, wird eine Düngung mit

*) Wilda, Landw. Centralbl. 1859.

**) Landw. Versuchsstationen. Dresden 1861.

den fehlenden Stoffen, mit Knochenmehl oder Superphosphat, mit dem Ertrage im Allgemeinen auch die Qualität der Pflanzen bessern und der Entwickelung der Krankheit entgegenwirken. Bei Kühen, die einen besonderen Zuchtwerth haben, dürfte die Unterdrückung der Milchsecretion durch immer unvollständigeres Ausmelken als wichtigstes Heilmittel anzuwenden sein. Ausserdem ist aber die Regulirung der Fütterung nothwendig, und gerade in dieser Hinsicht werden oft arge Fehler begangen. In der Voraussetzung nämlich, dass die Krankheit in einer mangelhaften Ernährung überhaupt begründet sei, werden den Thieren grosse Mengen von Futterstoffen, und zwar oft in der fehlerhaftesten Zusammensetzung, gegeben und zum grössten Theile verschwendet, indem sie nicht ausgenutzt werden können. Qualitative Mängel in der Nahrung können durch die Quantität nie hinreichend ausgeglichen werden; concentrirte Nahrung wird durch grosse Mengen nicht concentrirter Nahrung nicht ersetzt, wenn mit dieser auch dieselbe Quantität von verdaulichen Nährstoffen eingeführt wird. Demgemäss können grosse Mengen protein- und kalkarmer Nahrungsmittel auch nicht als Ersatz für weniger grosse Quantitäten protein- und kalkreicher Futterstoffe erachtet werden. Das Futter muss in der Art zusammengesetzt werden, dass den Thieren neben den nöthigen organischen Stoffen eine möglichst grosse Quantität Kalk zugeführt wird. Es müssen demnach vor Allem genügende Quantitäten von Proteinstoffen und von den proteinreichen Futtermitteln wieder die kalkreichsten gewählt werden. Hafer enthält doppelt so viel Kalk als Gerste, Roggen und Weizen, ist also viel zweckmässiger als diese; noch vortheilhafter sind Hülsenfrüchte, Hülsenfruchtstroh, Esparsette- und Kleeheu. Als das zweckmässigste Futtermittel sind unzweifelhaft Rapssamen- und Mohnsamenkuchen zu erachten, indem sie viel verdauliches Protein enthalten und durch ihren Oelgehalt die Verdauung der Proteinstoffe überhaupt befördern. In dieser Thatsache dürfte auch die Beobachtung, dass Leberthran bei der Knochenbrüchigkeit günstig wirkt, ihre Erklärung finden. Trotzdem ist aber Leberthran des hohen Preises wegen nicht zu empfehlen; jedes andere Oel oder Fett leistet dasselbe. Wurzelgewächse, namentlich Kartoffeln, sind bei der Knochenbrüchigkeit unpassende Nahrungsmittel. Die Fütterung von Kartoffeln oder Rüben und Gerstenstroh mit Roggen oder Gerste würde sehr theuer sein, weil diese Futterstoffe, wenn sie in Hinsicht auf ihren Gehalt an Proteinstoffen, Kohlenhydraten und Fett in der gehörigen Menge und Zusammensetzung gegeben werden, dem Körper eine zu geringe Menge Kalk zuführen, und desshalb in unnöthig grossen Mengen gegeben werden müssten, wohingegen eine Fütterung, bei welcher die nöthigen Proteinstoffe vorzugsweise durch Rapskuchen und Hülsenfrüchte oder Hafer und die Kohlenhydrate vorzugsweise durch Stroh, namentlich Hülsenfruchtstroh, weniger durch Wurzelgewächse, geliefert werden, neben den gehörigen Mengen organischer Nährstoffe dem Körper verhältnissmässig grosse Quantitäten Kalk zuführt. Der Phosphorsäuregehalt der Futterstoffe braucht bei der Auswahl derselben weniger als der Kalkgehalt berücksichtigt zu werden, weil die Phosphorsäure neben dem Kalke in jedem Falle in der für die Knochenernährung nöthigen Quantität vorhanden ist.

Besondere Schwierigkeiten bietet die Regulirung der Diät in den Landwirthschaften, die mit technischen Gewerben verbunden sind und deren Abfälle, Rüben-Pressrückstände oder Schlempe, als Futter verwerthen müssen. Die Abfälle, welche sehr kalkarm sind, bilden dort immer das Hauptfutter. Es konnte desshalb auch die Ansicht sich bilden, dass Rübenpresslinge eine specifische schädliche Einwirkung auf die Knochen ausüben. In solchen Wirthschaften ist die Auswahl des Beifutters besonders sorgfältig vorzunehmen und der durch die Futtercomposition nicht zu behebende Kalkmangel durch frühzeitige und consequente Fütterung von Knochenmehl zu ersetzen. Diese Maassregel würde Platz greifen müssen, wenn in einem dürren Jahre mit knapper Heu- und Strohernte der Ausbruch der Seuche zu vermuthen steht. In solchen Fällen den Thieren durch grosse Quantitäten Roggen- oder Gerstenschrot helfen zu wollen, weil diese Körner zu dem Kraftfutter gezählt werden, ist die grösste Verschwendung. Die starke Betheiligung der Ziegen an der Krankheit dürfte auch darauf zurückzuführen sein, dass diese Thiere gewöhnlich die Abfälle aus der Wirthschaft, Kartoffelschalen u. dergl., als Hauptfutter und daneben in einem trocknen Jahre nur wenig Heu erhalten.

Am sichersten und schnellsten erfolgt immer die Heilung der Krankheit, wenn die Thiere aus den Seuchebezirken in gesunde Gegenden translocirt werden können, oder wenn in Gegenden, wo die Krankheit ausnahmsweise in Folge grosser Dürre auftrat, im folgenden Frühjahre die Grünfütterung beginnt. Mit dem Beginne einer normalen Fütterung erfolgt immer eine sofortige Wendung zum Bessern, und Thiere, welche noch gesunden Appetit haben, genesen dann in der Regel in kurzer Zeit.

Nach dieser Darstellung entwickelt sich die Osteomalacie in der Weise, dass zunächst eine Entkalkung der Knochensubstanz und dann als weitere nothwendige Folge der fortschreitenden Entkalkung eine Umwandlung des osteoiden Gewebes in Markgewebe entsteht.

Die einzige und hinreichende Ursache der Osteomalacie ist eine mangelhafte Einnahme von Kalksalzen mit der Nahrung, und dieselbe wirkt um so stärker, wenn der Bedarf an Kalksalzen durch Trächtigkeit oder durch Lactation aussergewöhnlich gesteigert ist oder wenn Krankheiten bestehen, welche die Verdauung beschränken.

Ist die Osteomalacie wesentlich verschieden von der Rachitis? Diese Frage ist fast immer, wenn sie discutirt wurde, verneint. Seitdem Virchow *) in seiner berühmten Abhandlung über Rachitis geurtheilt hat, dass genetisch jede Uebereinstimmung zwischen beiden Krankheiten fehle, ist die Frage einer ausführlichen Erörterung nicht mehr unterworfen. Bei der Osteomalacie wird der harte Knochen weich, es wird wirklich resorbirt; in der Rachitis wird der weiche Knochen nicht hart, es wird kein Kalk abgelagert. Beide Zustände müssen sich natürlich verschieden darstellen, verschiedene Krankheitsbilder geben. Verschiedene „Krankheiten" können aber wesentlich gleich sein, d. h. denselben inneren Grund haben, und die Frage, ob der innere Grund der Osteomalacie und der Rachitis übereinstimmt oder verschieden ist, soll in Nachstehendem kurz erörtert werden. Vorher dürfte die Bemerkung nöthig sein, dass der rachitische Prozess bei den Hausthieren, Pferd, Rind, Schaf, Ziege und Schwein anatomisch in der Hauptsache so erscheint wie bei Kindern, und sich von der Rachitis der Kinder nur dadurch unterscheidet, dass er

*) Dieses Archiv. 1853.

in der Regel heftiger auftritt und, entsprechend der schnelleren Entwickelung des Thierkörpers überhaupt, rapider verläuft. Die eigentlich sogenannte Lähme der jungen Thiere, bei welcher Steifigkeit, Lahmgehen, Gelenkanschwellungen und Verkrümmungen der Knochen die auffälligsten Krankheitserscheinungen bilden, ist eine veritabele Rachitis. Bei dem normalen Knochenwachsthum werden Kalksalze in die Knorpelsubstanz abgelagert, bevor diese in osteoides Gewebe umgewandelt ist, und erst die verkalkte Knorpelgrundsubstanz verschwindet dann, um dem sich bildenden osteoiden Gewebe Platz zu machen. Weiterhin verschwindet auch das mehr weniger vollständig verkalkte osteoide Gewebe, die feste Knochensubstanz, stellenweise wieder und geht in Marksubstanz über. Es findet also bei der Entwickelung des Knochens nicht nur eine Anbildung, sondern auch eine Resorption, und zwar eine Resorption von verkalkter Grundsubstanz, statt. Beides kommt bei der Rachitis vor, aber in einer anderen Weise, und zwar darin verschieden, dass die Verkalkung, d. h. die vollständige Verkalkung, zu langsam und folgeweise unregelmässig von Statten geht. Die Unregelmässigkeit in der vollständigen Verkalkung ist als eine nothwendige Begleiterin von deren Langsamkeit anzusehen, weil in Folge der Ernährungsverhältnisse auch beim normalen Wachsthume einzelne Stellen leichter und dauernder verkalken als andere, und dieser Unterschied natürlich um so mehr hervortreten muss, wenn die Verkalkung im Ganzen behindert ist. Dann haben die physiologischen Hindernisse ein um so grösseres Gewicht. Die Langsamkeit der Verkalkung wird zuerst bemerkt; die Unregelmässigkeit tritt erst im weiteren Verlaufe des Prozesses immer deutlicher hervor. Es kommt demnach hauptsächlich auf die Beantwortung der Frage an, wesshalb die Verkalkung zu langsam vor sich geht? Die Beschaffenheit der zu verkalkenden Theile kann dem Krankheitszustande nicht zum Grunde liegen, weil sie bei der Heilung Kalk aufnehmen. Diess wird von Virchow ausdrücklich hervorgehoben und von anderen Autoren ebenfalls anerkannt. R. Volkmann *) sagt: Das neugebildete Gewebe zeigt auch an Stellen, wo aller Absatz von Kalk fehlt, histologisch oft einen exquisit knochenähnlichen, osteoiden Bau, in sofern eben

*) a. a. O.

nur die Verkalkung hintenangehalten wird. Die Fähigkeit des Gewebes, Kalk aufzunehmen, tritt bereits deutlich hervor bei dem Wucherungsprozesse der Knorpelzellen, welcher sich bei Thieren in der Patella, wo die Knorpelzellen ausserordentlich gross werden, am meisten übersichtlich darstellt. Es finden sich dort Gruppen von sehr grossen Zellen in runden oder ovalen Räumen, welche von einer breiten Kapsel umgeben sind. Die Kapsel entwickelt an ihrer inneren Fläche Fortsätze und sendet diese zwischen die Zellen hinein, und indem sich der Vorgang an allen Punkten, wo zwei Zellen an einander grenzen, wiederholt und die Fortsätze schliesslich sich im Centrum des gemeinschaftlichen Raumes treffen und zusammenfliessen, entsteht ein Bild, welches einem von der Seite gesehenen Rade sehr ähnlich ist. Sämmtliche Scheidewände, welche den Speichen entsprechen, gehen nicht nur im Centrum unmittelbar in einander über, sondern setzen sich auch an der Peripherie in die ursprüngliche Kapsel des Hohlraumes fort, ohne dass eine Grenze wahrgenommen werden kann. Gemeinschaftliche Kapsel und Scheidewände bilden eine zusammenhängende Masse. Die Scheidewände zwischen den Zellen sind anfangs ganz homogen und glänzend; späterhin verbreitern sie sich immer mehr, und wenn sie eine gewisse Breite erlangt haben, so differenziren sie sich in zwei glänzende, homogene Grenzstreifen und in eine, anfangs trübe und fein punktirte und endlich deutlich streifige, Mittelschicht. Damit wird die Verkalkung der neugebildeten Intercellularsubstanz offenbar. Die gemeinschaftliche Kapsel erscheint öfters schon in einer gewissen Breite deutlich verkalkt, während die inneren Scheidewände noch vollständig klar sind. Die Knorpelgrundsubstanz, welche zwischen den Zellengruppen liegt, ist an manchen Stellen vollständig homogen, glänzend und durchscheinend; an anderen Stellen erscheint sie dunkler, gelblich, fein punktirt und endlich gestreift. An dieser Veränderung, welche bereits zu Stande kommt, während die Scheidewände zwischen den Zellen noch hell sind, nimmt die Kapsel, welche die Zellengruppen umgibt, häufig von vornherein Theil.

Bei Zunahme der Zellenwucherung schwindet die Grundsubstanz mehr und mehr und wird wieder homogen und hell. Auch die Scheidewände zwischen den Zellen werden immer zarter, die Hohlräume werden grösser, erscheinen endlich ganz dicht mit rundlichen Zellen gefüllt, fliessen zuweilen in einander und bilden dann grosse Markräume. Zwischen den Markräumen finden sich noch einzeln liegende, primäre Knorpelgruppen in streifiger Grundsubstanz. Salzsäure hellt die dunkle, streifige Intercellularsubstanz auf, so dass die Streifung verschwindet. Ein Zusatz von molybdänsaurem Ammoniak bringt dann wieder eine leicht punktirte, gelbliche Trübung hervor. Die Knorpelgrundsubstanz hat bei dem geschilderten Vorgange unzweifelhaft Kalksalze angenommen, und besonders die Streifung ist als ein Erfolg der Kalkaufnahme anzusprechen. In gleicher Weise findet auch bei der Bildung des osteoiden Gewebes von vornherein eine Aufnahme von Kalksalzen statt, und die eigentlich sogenannte Verkalkung ist nur eine Vervollständigung der bereits vorher begonnenen Verkalkung, indem höchst wahrscheinlich fortwährend die Kalkverbindungen durch Entziehung von organischen Bestandtheilen Seitens der Zellen unlöslich gemacht werden. Bei dem Wucherungsvorgange in der Patella zeigt es sich deutlich, dass auch die Knorpelzellen im Stande sind, eine streifige Intercellularsubstanz zu produciren, und dass ihre Form hauptsächlich von der Masse und Härte der Intercellularsubstanz abhängig ist. Dieser Vorgang dürfte geeignet sein, die Bildung der späteren Knochengrundsubstanz zum Theil zu erklären. Die Erscheinungen können zwar nicht die Frage entscheiden, ob die Knochengrundsubstanz, wie Lieberkühn *) behauptet, aus der Knorpelgrundsubstanz hervorgeht, oder ob sie neugebildet wird, sie stützen aber die Ansicht von H. Müller **) und von Gegenbaur, dass die Knochengrundsubstanz ein Ausscheidungsprodukt der Osteoblasten ist, gegenüber der Annahme von Waldeyer ***) u. A., dass die Grundsubstanz aus einer Umwandlung der peripherischen Theile der Osteoblasten hervorgeht. Es ist jedoch wahrscheinlich, dass die Kalksalze sich nicht erst aus einer Lösung niederschlagen, welche aus den Zellen wieder herausgetreten ist, sondern sofort ausserhalb der Zelle und ohne diese vorher zu passiren. Sie würden demnach nicht eigentlich von den Zellen ausgeschieden, sondern aus dem Ernährungsmaterial neben den

*) Reichert's und Du Bois Reymond's Archiv 1862 u. 1864.

**) Zeitschr. für wissenschaftl. Zoologie. IX. 1856.

***) Archiv für mikroskopische Anatomie. I. 4. Hft.

Zellen abgeschieden werden, indem letztere das Lösungsmaterial zum Theil in sich aufnehmen.

Die Langsamkeit und namentlich die damit zusammenhängende Unregelmässigkeit in der Verkalkung hat eine vermehrte Wucherung, eine Vergrösserung der präparatorischen Wucherungslinie und ein Vorrücken der Markraumbildung in die Ossificationslinie oder noch über dieselbe hinaus (Virchow) zur Folge. Das weiche Gewebe ist dehnbarer, die Zerrung bei der Bewegung ist grösser und wird immer bedeutender, je mehr sich eine Ungleichmässigkeit in der Verkalkung hervorbildet. Die Verschiebungen der Epiphysen auf der Diaphyse, welche sich bei Thieren nicht selten finden und öfters ganz bedeutende Krümmungen der Knochen bedingen, zeigen deutlich, in welchem Maasse die weichen Schichten in den Knochen gezerrt werden, und an den in der Längsrichtung durchsägten Röhrenknochen ist sehr leicht zu constatiren, dass namentlich bei drehenden Bewegungen des Knochens eine höchst ungleichmässige Verschiebung der Theile und eine Zerrung und Quetschung derselben in der ausgezackten Verknöcherungslinie eintritt. In Folge der mechanischen Reizung kann sehr wohl eine krankhaft gesteigerte Wucherung eintreten, und in Folge eines Mangels an Kalk zur Erhärtung der vorhandenen oder neugebildeten Intercellularsubstanz kann eine Verschmelzung der Zellenräume auch an solchen Stellen zu Stande kommen, an welchen bei dem Vorhandensein von hinreichenden Kalkmengen und bei normaler Wucherung die Zwischensubstanz noch fest und erhalten bleibt. In welchem Maasse die mechanischen Reize die Wucherung vermehren und überhaupt beeinflussen, erweist das Vorkommen des rachitischen Rosenkranzes an den Rippen, welcher sich auch bei Thieren in sehr ausgeprägter Form vorfindet, und vorzüglich die periostalen Wucherungen an den Stellen, an welchen Muskeln oder Sehnen oder Bänder sich inseriren. In Folge der Breite und Weichheit des Cambium entstehen Zerrungen und immer stärkere Wucherung desselben. Die Knochen erscheinen an den betreffenden Stellen aufgetrieben, stark geröthet und weich, und auf dem Durchschnitte zeigt sich zwischen Periost und Rinde eine breite Lage einer weichen, spongiösen Substanz, deren Balken ausserordentlich fein sind. Diese krankhafte Veränderung fand sich bei Schweinen öfters im hohen Grade an der Insertionsstelle des Psoas magnus und Iliacus internus am Femur, so dass letzteres äusserlich ganz gerade gerichtet erschien, während die alte Rinde auf der Schnittfläche sich noch in dem ursprünglich gebogenen Zustande darstellte. Nicht selten finden sich ferner die Erscheinungen der Zerrung des Periost's bei Thieren am Höcker des Calcaneus, und zwar vorzugsweise bei denjenigen Individuen, deren Sprunggelenke von vornherein stark gebogen sind, so dass eine starke Belastung der hinteren Bänder und der Sehne der Gastrocnemii stattfindet. In Folge der Abhebung des Periost's entsteht nicht nur eine, zuweilen höchst auffällige Verlängerung und Verdickung des Höckers vom Sprungbeine, sondern in manchen Fällen eine noch stärkere Biegung des Gelenks, welche bei Schweinen zuweilen so bedeutend ist, dass die Thiere im Gange mit dem Hintertheile fast die Erde berühren. Bei Füllen entsteht nicht selten eine so starke Durchbiegung des Fesselgelenks, dass dieselben einen bärenfüssigen Stand bekommen. Der Zustand wird als eine Folge von Muskellähmung betrachtet, aber mit Unrecht, weil die Muskeln bei der Bewegung deutliche Contractionsfähigkeit wahrnehmen lassen. An der Scapula sass bei halbjährigen rachitischen Schweinen das Periost einige Male so locker auf, dass es sich durch Zug an den Muskeln mit diesen ablöste. Unter diesen Verhältnissen empfinden die Thiere bei der Bewegung enorme Schmerzen, und die Bezeichnung „Lähme“ ist für diese Krankheit wohl gerechtfertigt, weil das Lahmgehen auf einem oder mehreren Füssen in vielen Fällen die erste, und immer die auffälligste Erscheinung ist. In manchen Fällen äussert sich freilich der Krankheitszustand anders, nämlich entweder durch eine steife und gespannte Haltung des ganzen Körpers oder durch eine Lähme im Kreuze. Beide Krankheitsformen sind eine Folge von allgemeiner rachitischer Erkrankung, welche vorzugsweise die Rumpfknochen, namentlich die Wirbel, ergriffen hat. Sie kommen häufig bei Lämmern vor. Die Thiere haben bei der Bewegung und bei Berührungen enorme Schmerzen und erscheinen in Folge dessen bald völlig gelähmt, gerade wie die Ziegen, welche im hohen Grade an der Osteomalacie erkrankt sind.

Die allgemeine Rachitis findet sich nur bei ganz jungen Thieren; späterhin, wenn die Thiere erst einige Wochen alt sind, und namentlich bei Kälbern und bei jungen Schweinen, tritt der Prozess mehr local an den Gelenken der Extremitäten auf. Zuweilen schliessen sich die Localprozesse an die Allgemeinerkrankung an, wenn diese nicht so heftig ist, dass die Thiere daran schnell zu Grunde gehen. Es bilden sich dann mehr weniger schnell entzündliche Anschwellungen hervor, indem zu der Schwellung der knorpeligen Epiphyse in Folge der Zerrung des Periost's eine Periostitis hinzutritt, die sich oft sehr schnell auf das benachbarte Bindegewebe und auf die Gelenkkapsel fortsetzt. Die Localaffectionen lassen in der Regel dauernde Verdickungen der Epiphysen zurück; zuweilen entsteht auch Eiterung im Knochen und der Tod durch Erschöpfung oder Pyämie. Die in der Thierheilkunde gültige Annahme, dass die Gelenkentzündungen rheumatische oder scrophulöse seien, ist eine irrthümliche; der Prozess ist exquisit rachitisch und hat namentlich mit der Geschwulstbildung an der Vorderfusswurzel bei Rindern, dem sogenannten Knieschwamm, gar nichts gemein. Auch ist die Annahme nicht richtig, dass die Lähme die jungen Thiere nur in den ersten Wochen nach der Geburt befallen könne. Die Thiere können an der Rachitis erkranken, so lange der Verknöcherungsprozess noch nicht abgeschlossen ist. Die ausgeprägtesten Formen rachitischer Störungen am ganzen Scelett habe ich bei Schweinen gesehen, welche wenigstens ½ Jahr alt und über halb ausgewachsen waren. Eine nicht geringe Anzahl von solchen Schweinen ging in Folge der Krankheit zu Grunde, indem sie vor Schmerzen nicht gehen und nicht stehen konnten und immer mehr entkräftet wurden. Auch bei halbjährigen Rindern und Schafen kommt die Krankheit noch deutlich entwickelt vor. In einem Stalle waren in diesem Sommer die vorhandenen 36 halbjährigen Rinder sämmtlich in mehr weniger hohem Grade rachitisch. Alle hatten Gelenkanschwellungen und einige in dem Grade, dass sie eine Zeit lang nicht von der Stelle zu gehen vermochten.

Die Lähme zeigte sich in diesem Jahre in der Provinz Sachsen ausserordentlich häufig und am meisten und intensivsten an den Orten, wo die Knochenbrüchigkeit am meisten vorkam und besonders schnell sich entwickelte. An Orten, wo die Lähme in anderen Jahren nicht beobachtet wurde, trat sie in diesem Jahre auf und befiel auch die halberwachsenen Thiere, und in solchen

Wirthschaften, die fast jährlich Verluste durch die Lähme erleiden, war die Seuche in diesem Jahre besonders bösartig. Ein Zusammengehen der Osteomalacie und der Rachitis war nicht zu verkennen. Vorzugsweise die Schweine wurden von der Lähme befallen. Unter diesen Umständen konnte auch constatirt werden, dass beide Krankheitszustände in ein und demselben Individuum vorkommen und sich neben einander in der Weise entwickeln können, dass sie mit einander verschmelzen. Dass beide Krankheiten neben einander vorkommen können, wird auch von Ritter von Rittershain *) angegeben, die Möglichkeit der Verschmelzung beider Prozesse zu einer Consumptio rachitica aber bestritten; die Osteomalacie soll vielmehr der Rachitis sich hinzugesellen wie die Tuberculosis. Denn beide Krankheiten sind nach demselben Autor wesentlich verschieden, weil die Osteomalacie durch vermehrte Resorption bedingt ist, die Rachitis aber nicht.

An den Knochen von Thieren, namentlich von älteren Schweinen, welche im höchsten Grade rachitisch waren, fanden sich an der alten, verkalkten Knochensubstanz die Erscheinungen der Osteomalacie sehr deutlich entwickelt vor, so dass die Substanz weicher und mürber oder biegsamer geworden, stärker geröthet und mit zahlreichen kleinen Markheerden durchsetzt war. An der Scapula stellte die Rinde zuweilen eine feinspongiöse Substanz dar, die sich wie ein dünner, maschiger Bast mit Leichtigkeit von der Diploë abziehen liess und stellenweise gleich im Zusammenhange mit dem Periost sich löste, wenn dieses abgezogen wurde. Man konnte in diesen Fällen nicht annehmen, dass die Osteomalacie zu der Rachitis hinzugetreten war, denn die Thiere waren in frühester Jugend anscheinend nicht rachitisch gewesen, sondern es erst später, und zwar ganz allmählich, geworden. Auch die häufigen Infractionen und Verbiegungen bei rachitischen Knochen dürften kaum allein durch die entstandene Verdünnung der Rinde erklärt werden können, vielmehr auf osteomalacische Störungen hinweisen. An verdünnten, in ihrer Structur aber unveränderten Knochenrinden entstehen leicht Fracturen, aber weniger leicht Infractionen. Durch die chemischen Untersuchungen von Friedberg **) ist auch eine Verminderung der Erdsalze in den festen

*) Die Pathologie und Therapie der Rachitis. Berlin, 1863.

**) Ritter von Rittershain l. c.

Knochen bei der Rachitis constatirt. Ferner fand Marchand im Femur eines rachitischen Kindes 14,78 Kalkphosphat und 7,20 Fett, während das gesunde Femur eines ¾jährigen Kindes nach v. Bibra 56,43 anorganische Substanz und nur 1,86 Fett enthielt. Ragsky fand im Humerus eines Rachitischen nur 18,88 anorganische Stoffe. Friedberg fand die Abnahme der Erdsalze in den Oberarmknochen beträchtlicher als in der Tibia, und dieses stimmt auch mit den Erfahrungen über die Osteomalacie überein.

Andererseits gesellen sich der Osteomalacie nicht selten rachitische Erscheinungen, nämlich Gelenkanschwellungen, die offenbar einen entzündlichen Charakter haben, hinzu. Es ist bei Besprechung der Osteomalacie bereits erwähnt worden, dass in den höheren Graden der Krankheit auch an den Längsschnitten von der Oberfläche der Rinde eine Verminderung der Homogenität wahrzunehmen ist, indem stellenweise eine weit vorgeschrittene Entkalkung der Substanz stattgefunden hat. Daraus resultirt eine Lockerung der Anheftung des Periost und eine gewisse Vulnerabilität der betreffenden Partien. Schwellungen des Knochens können natürlich nicht vorkommen, wenn die Rinde überall verknöchert ist; nur das Periost, das anliegende Bindegewebe und die Gelenkkapsel können bei der Anschwellung betheiligt sein. Von diesen Theilen gehen auch die schnell entstehenden Anschwellungen bei der Rachitis der ganz jungen Thiere aus. Dieselbe Erscheinung kommt in geringerem Grade, aber in derselben Weise, selbst an gesunden Knochen vor. Heftige Prellungen, Ausgleiten u. dergl. heftige Einwirkungen führen bei Pferden nicht selten an gewissen Theilen Periostitis mit nachfolgender Hyperostosenbildung herbei. Dahin gehören Spat, Stehbein, gewisse Hasenhacken u. s. w. Die Entzündung geht in der Regel von der Insertionsstelle der Bänder aus. Noch häufiger kommt Periostitis an den Sesambeinen an der hinteren Fläche der Fesselgelenke, öfters mit entzündlicher Schwellung der Aufhängebänder vergesellschaftet, vor, die ebenfalls durch eine heftige Zerrung entsteht. Demnach können die Erscheinungen der krankhaft erhöhten Wucherung bei der Rachitis ungezwungen auf die mangelhafte Verkalkung des neugebildeten osteoiden Gewebes zurückgeführt werden. Je langsamer die Intercellularsubstanz erhärtet, um so später wird die Wucherung der Zellen durch Raumbeengung abgeschlossen, und je breiter die Wucherungslinie ist, und je unregelmässiger die Verkalkung vorschreitet, um so mehr finden immer neue Zerrungen des neuen Gewebes und damit immer neue Reizungen in demselben statt.

Die Ursache der zu langsamen Verkalkung muss in der Beschaffenheit des den Knochen zugeführten Ernährungsmaterials gesucht werden. In der Thierheilkunde sind über die Ursachen der Lähme so viele und so verschiedenartige Hypothesen aufgestellt, aber meistentheils so wenig durch Gründe gestützt, dass eine ausführliche Kritik derselben keinen besonderen Nutzen bringen würde. Mehrere thierärztliche Schriftsteller erklären die Lähme für eine constitutionelle, dem jugendlichen Alter eigene Krankheit, für eine wahre Diathese. Die hauptsächlichsten Erscheinungen der Krankheit können selbstverständlich nur so lange, aber auch eben so lange, vorkommen, als das Knochenwachsthum noch nicht beendet ist, und die Erkrankungen in den verschiedenen Entwickelungsperioden, welche in der Thierheilkunde in Krankheitsformen streng geschieden werden, sind nur graduell verschieden. Die behauptete Diathese lässt sich aber bei Thieren, die oft heerdenweise an der Rachitis leiden, nicht nachweisen. Es kann im Allgemeinen weder die Annahme begründet werden, dass bei den Thieren eine primäre Erkrankung der Verdauungsorgane und eine mangelhafte Resorption im Darme vorhanden ist, noch dass eine fehlerhafte Blutmischung besteht, derzufolge dessen Kalkverbindungen von dem Knochengewebe nicht assimilirt werden könnten. Es bleibt nur die Annahme übrig, dass den Knochen zu wenig Kalksalze zugeführt werden, weil dieselben in der Nahrung nicht in hinreichender Menge vorhanden sind. Diese Annahme findet namentlich in den Untersuchungen, welche bezüglich der Ernährung der Kälber gemacht worden sind, eine thatsächliche Begründung.

Bei jungen Kälbern, welche ausschliesslich und genügend mit Milch von guter Qualität ernährt werden, kommt in der Regel durchschnittlich 1 Pfund Gewichtszunahme auf 10 Pfund der verzehrten Milch. Da nun durchschnittlich enthalten sind

	Stickstoffverb.	Fett	Mineralst.	Phosphors.	Kalkerde
in 1 Pfd. Gew. des Kalbes	0,17	0,11	0,05	0,020	0,024
und in 10 Pfd. Milch . .	0,40	0,33	0,07	0,022	0,017,

so liefert die Milch im Allgemeinen für das Wachsthum wenig Phosphorsäure und namentlich wenig Kalkerde. Bei manchen Versuchen von Gerrault u. A. fand sich bei reichlichem Milchgenusse (22—23 Pfund täglich) sogar eine tägliche Gewichtszunahme von 2,44 Pfund und darüber, und zwar in der Art, dass in der 1.—2. Woche durchschnittlich mit 6 Pfund Muttermilch, in der 3. — 4. Woche mit 8 — 9 Pfund und in der 5. — 9. Woche mit 12 Pfund Milch 1 Pfund Gewichtszunahme bewirkt wurde. Demnach liefert das genossene Quantum normaler Milch, namentlich in der ersten Zeit nach der Geburt, kaum so viel Kalkerde, als für die Erhaltung und das Wachsthum der Thiere erforderlich ist, wenn auch der Kalk und die Phosphorsäure der Milch leicht verdaut und vollständig verwerthet werden können. Die Milch würde sogar ein durchaus ungenügendes Ernährungsmaterial sein, wenn die starke Gewichtszunahme in der ersten Lebenszeit allein auf der Anbildung fester, namentlich verhältnissmässig kalkreicher Stoffe beruhete. Bei einem Versuche von Lebel verzehrten zwei Kälber in einer 6 Wochen langen Saugezeit täglich resp. 8,64 und 10,28 Litre (à 1,035 Kilo) Milch und nahmen dabei täglich resp. 1,20 und 1,31 Kilogr. zu. Das erste Kalb würde also mit der Milch täglich circa 0,030 Pfund Kalk aufgenommen haben, während 0,0576 Pfund täglich erforderlich gewesen wären, wenn das procentische Gewichtsverhältniss des Kalbes dem beim jungen Kalbe gefundenen hätte gleich bleiben sollen. Es könnte demnach scheinen, dass in dem Kalbe, speciell in dessen Knochen, ein ausserordentlich grosser Kalkmangel hätte entstehen müssen. Die Thiere halten aber in der ersten Zeit ihres Wachsthums nach der Geburt ausserordentlich viel Wasser zurück. Bei einem Versuche brauchte ein Kalb von ausgezeichnet guter Milch auf jedes Pfund Zunahme

	Milch. Pfund	Trockensubstanz. Pfund
in der 1. Woche	4,2	0,6
- 2. -	5,5	0,7
- 3. -	6,9	0,8
- 4. -	8,0	1,0

und ein anderes Kalb brauchte

in der 5. Woche	10,0	1,1
- 9. -	15,0	1,7.

Ausserdem ist zu berücksichtigen, dass die Gewichtszunahme der jungen Thiere vorzugsweise durch das Wachsthum der kalkarmen Weichtheile erfolgt, und dass die harten, kalkreichen Theile, namentlich die Knochen, verhältnissmässig langsamer an Masse zunehmen. Die Thiere erscheinen gleich nach der Geburt in der Regel sehr mager und zeigen dann weiterhin bei guter Nahrung eine immer bessere Rundung des Körpers, indem die Knochen sich mit Weichtheilen mehr und mehr bedecken. Das Scelett tritt offenbar im Verhältniss zur Masse des ganzen Körpers zurück. In welchem Maasse sich das Verhältniss des phosphorsauren Kalkes der Knochen zum Gesammtgewichte bei der Körperzunahme ändert, zeigt eine Untersuchung von Boussingault. Derselbe fand bei einem neugebornen Schweine:

		In den Knochen	
Gew. des Thieres. Kilo	Gesammtasche. Grm.	Phosphorsäure. Grm.	Kalkerde. Grm.
0,65	20,7	9,3	10,2
und in einem 8 Monate alten, gewöhnlich ernährten Schweine:			
60,55	1353	591	701

Hätte bei dem ersten Schweine die Kalkmenge in den Knochen in gleichem Verhältnisse zu dem zunehmenden Körpergewichte bleiben sollen, so würden bei einem Gewichte von 60,55 Kilogr. 934,78 Grm. Kalkerde sich haben finden müssen. Immerhin zeigen aber die Berechnungen, dass bei dem gewöhnlichen Wachsthume der Kälber gute Milch kaum die genügende Kalkmenge zuführt, damit die Knochenbildung mit der Zunahme der Weichtheile regelmässig Schritt zu halten vermag, und dass eine mangelhafte Kalkzufuhr zu den Knochen sehr leicht eintreten kann, indem die Milch relativ arm an Kalksalzen ist, oder indem dieselben nicht vollständig verdaut werden. Eine mangelhafte Verdauung der Kalksalze ist bei Milchnahrung nicht zu vermuthen, wenn nicht offenbare Erscheinungen einer Verdauungskrankheit bestehen. Denn die Kalksalze der Milch sind leicht verdaulich. Leidet ein junges Thier aber an einer Verdauungskrankheit, so kann dadurch allerdings die Aufnahme der Kalksalze der Milch verringert werden. Dann ist aber auch die Resorption der übrigen Stoffe vermindert, so dass das Wachsthum im Ganzen verlangsamt und damit der Bedarf an Kalksalzen geringer wird. Erfahrungsmässig entwickelt sich die Rachitis so häufig bei Thieren, die weder vor, noch während derselben anderweitig krank erscheinen, dass man sie als ein consecutives Leiden nicht ansprechen kann. Damit steht auch die Erfahrung im Einklange, dass die Lähme sich vorzugsweise bei Thieren findet, welche in guten Ställen gehalten und reichlich ernährt werden, und viel seltener bei solchen, die von frühester Jugend auf ein kümmerliches Dasein fristen und in kalten, schlechten Ställen sich langsam entwickeln. Von den meisten Thierärzten und Landwirthen wird es sogar für eine abgemachte Sache gehalten, dass die Lähme eine Folge „zu guter Nahrung", d. h. einer zu reichlichen Fütterung oder der Verabreichung von concentrirter Nahrung ist. Knappe Fütterung der Mutterthiere in der letzten Periode der Trächtigkeit und während der Säugezeit wird von vielen Seiten auf Grund von Erfahrungen als das beste Präservativ gerühmt und nur desshalb nicht häufig angewendet, weil meistens die mangelhafte Entwickelung aller Jungen und die Abmagerung der Mutterthiere grössere pecuniäre Nachtheile involvirt als der Verlust einer gewissen Prozentzahl junger Thiere.

Das Wachsthum der Thiere erfolgt nicht in allen Entwickelungsperioden gleichmässig. In der ersten Zeit des Fötallebens werden vorzugsweise weiche Theile gebildet und erst späterhin tritt die Bildung harter Knochenmasse mehr hervor, so dass die Thiere bei der Geburt im Verhältniss mehr harte Knochensubstanz und im ganzen Körper mehr Aschenprocente besitzen, als in früheren Zeitabschnitten. Nach der Geburt ändert sich die Entwickelung wieder in sofern, als die Gewichtszunahme vorzugsweise durch die Vermehrung der Weichtheile bedingt wird. Das Wachsthum im Ganzen nimmt aber nach der Geburt einen bedeutenden Aufschwung, und auch die Knochenbildung geht ausserordentlich lebhaft von Statten, wenngleich sie hinter der Zunahme der Weichgebilde zurückbleibt. Messungen bei Füllen von edlen Gestütspferden ergaben, dass dieselben bei der Geburt im Durchschnitt 3 Fuss bis 3 Fuss 4 Zoll (Bandmaass) hoch sind und dann im 1. Jahre 15 Zoll, und zwar in den ersten 3 — 4 Monaten schon 8—10 Zoll, im 2. Jahre 5 Zoll, im 3. Jahre 3 Zoll, im 4. Jahre $1\frac{1}{2}$ Zoll und im 5. Jahre $\frac{1}{2}$ bis $\frac{3}{4}$ Zoll zunehmen. Das Knochenwachsthum ist demnach gerade in der ersten Zeit nach der Geburt sehr rege, und es sind dabei neben den organischen Stoffen um so mehr Erdsalze, namentlich phosphorsaurer Kalk, nothwendig, als neben dem Längenwachsthum überhaupt auch noch ein grosser Theil der bereits bei der Geburt vorhandenen Substanz verknöchern, also auch mit Kalksalzen erfüllt werden soll. Erfahrungsmässig erfolgt nun aber das Wachsthum der jungen Thiere nicht ganz streng in einer bestimmten, typischen Weise, sondern im Verhältniss zu der Nahrung. Viel Nährstoffe bedingen starkes Wachsthum sowohl vor der Geburt als auch nachher. Dabei kann aber das Wachsthum ein vollkommen regelmässiges sein, d. h. es können sich alle Körpertheile, harte und weiche, in einem solchen Verhältnisse zu einander entwickeln, dass am Ende jedes Zeitabschnittes der Körper normal gebildet erscheint. Dazu ist es selbstverständlich erforderlich, dass die Nährstoffe in dem richtigen gegenseitigen Verhältnisse in den Körper gelangen. Denn nicht nur die Grösse des Wachsthums, sondern auch die besondere Art desselben hängt von der Nahrung ab. Erfahrungsmässig kann vermittelst besonderer Futterstoffe mehr Fleisch oder mehr Fett, und bei Milchthieren eine fette oder eine wässrige Milch producirt werden. Ferner ist auch bei Fütterungsversuchen wissenschaftlich festgestellt, dass weder die Resorption der Bildungsstoffe im Verdauungskanale, noch auch die weitere Verwerthung derselben im Organismus bei jedem Thiere oder bei jeder Raçe an ganz bestimmte Regeln gebunden ist. Die einzelnen Stoffe können in verschiedenen Verhältnissen zu einander resorbirt und verwerthet werden; die Assimilation der Nährstoffe und das Wachsthum der einzelnen Körpergebilde geht auch innerhalb der einzelnen Entwickelungsperioden je nach der relativen Menge der einzelnen Nährstoffe und folglich je nach der besonderen Zusammensetzung der Nahrung in verschiedenen gegenseitigen Verhältnissen vor sich. Die Weichtheile können bei reichlicher Nahrung stark wachsen, während die Knochenbildung aussergewöhnlich zurückbleibt, weil die Menge der Kalksalze in der Nahrung relativ gering ist. Denn das Fleisch enthält nach Lehmann nur 0,02 bis 0,03 pCt. Kalk neben 0,66 bis 0,70 pCt. Phosphorsäure. Bleibt die Knochenbildung im Ganzen aussergewöhnlich zurück, so entsteht nichts eigentlich Krankhaftes. Es gibt gewisse Raçen und in jeder Raçe einzelne Individuen, welche wenig Knochen und unverhältnissmässig viel Fleisch und Fett bilden und zwar Zwerge, aber ganz gesunde

Zwerge werden. Geht aber auch in den Knochen die Neubildung der weichen Theile lebhaft von Statten, ohne dass hinreichender Kalk zur nachfolgenden Verhärtung vorhanden ist, so ist ein krankhafter Zustand gegeben. Das Wachsthum des weichen Knochengewebes ist um so lebhafter, je mehr Bildungsmaterial zugeführt wird, und der weiche Knochen wird um so mehr gereizt, je schwerer die Körperlast ist und je kräftiger die Muskeln wirken. Demnach kann bei gleichem relativen Missverhältnisse der Nährstoffe eine grosse Quantität derselben nachtheiliger wirken als eine kleine. Namentlich von jungen Thieren lässt sich zuweilen mit Recht sagen, dass sie sich selbst nicht tragen können. Kommen die Nährstoffe im richtigen gegenseitigen Verhältnisse zur Resorption, so verursachen sie durch ihre grosse Menge keinen Nachtheil, und die Behauptung, dass zu gute Nahrung die Lähme verursachen könne, widerspricht durchaus der Wissenschaft und Erfahrung. Die Kalkabscheidung in den Knochen, die Verhärtung des neugebildeten Gewebes, erfordert allerdings eine gewisse Zeit, aber doch nicht soviel, dass sie bei Anwesenheit hinreichender Kalkmengen mit der regelmässig fortschreitenden Gewebsbildung nicht Schritt zu halten vermöchte. Erst wenn diese übermässig gesteigert wird, bleibt die Verkalkung immer mehr zurück. Ganz entschieden wird jene Behauptung durch die Erfahrung widerlegt, dass einzelne Thiere zuweilen und gewisse Raçen constant sich ausserordentlich schnell entwickeln, weil sie viel Nahrung aufnehmen und gute Futterverwerther sind, ohne jedoch von der Lähme befallen zu werden. Namentlich Southdownlämmer müssten bei ihrer rapiden Entwickelung regelmässig an der Lähme erkranken, wenn gute Nahrung die Krankheit hervorzurufen vermöchte. Einzelne Schafe sind durch forcirte Fütterung mit 9 Monaten bis auf 83, andere mit 11 Monaten bis auf 101 Pfund Gewicht gebracht, aber nicht an der Lähme erkrankt. Wären sie krank geworden, so würden sie das ausserordentlich hohe Gewicht nicht erreicht haben. Das gewöhnlich für gut gehaltene Futter ist jedoch oft nichts weniger als zweckmässig. Denn der Begriff „gut“ ist namentlich in Beziehung auf die Fütterung sehr relativ, weil das wachsende Thier anderes Futter verlangt wie das ausgewachsene, und das ruhende anderes wie das arbeitende. In der Regel wird das Futter einseitig nach seinem Gehalte an organischen Nährstoffen beurtheilt und nicht selten sogar bloss nach seinem Aussehen oder nach dem Namen, den es trägt. Nach dem gewöhnlichen Begriffe ist Heu ein besseres Futter als Stroh, und doch kann es vorkommen, dass Kühe bei reinem Heu an Knochenbrüchigkeit erkranken und abgehen, während sie gesund und fett bleiben, wenn das Heu mit Stroh verfüttert, das Futter also nach dem gewöhnlichen Begriffe schlechter gemacht wird. In solchem Falle kann nicht behauptet werden, dass das Heu besser war, als das Gemenge aus Heu und Stroh. Das Futter ist auch bei hohem Gehalte an organischen Stoffen nicht gut, wenn die Stoffe nicht unter einander in richtigem Verhältnisse stehen und wenn die erforderlichen anorganischen Bestandtheile daneben nicht in der richtigen Menge vorhanden sind. Gewisse anorganische Stoffe, namentlich Kalk, sind vorzugsweise für den Aufbau des Körpers, namentlich der Knochen, welche grösser und härter werden sollen, nöthig. Das ausgewachsene Thier braucht weniger, weil es die harten Theile nur erhalten soll. Der Kalk ist ein Hauptbestandtheil in dem Productionsfutter junger Thiere.

Nach Versuchen, welche kürzlich an der Münchener Thierarzneischule gemacht worden sind, befördert der Kalk das Wachsthum überhaupt, indem er die Ausnutzung des Futters durch Lösung der Albuminate und die Umsetzung derselben im Körper steigert. Dasselbe Resultat gaben Versuche v. Gohren's *). Acht 3 Monate alte Widderlämmer wurden in 2 Abtheilungen mit lufttrocknem Wiesenheu 45 Tage lang gefüttert und dabei der einen Abtheilung 10 Grm. Knochenmehl täglich beigegeben. In dieser Abtheilung betrug die Zunahme des Lebendgewichtes 10,430 Kilogr., in der anderen nur 9,730 Kilogr. Ein ausgewachsenes Schaf nahm in 71 Tagen 3,430 Kilogr. zu und dann bei gleichem Futter mit Zusatz von Knochenmehl in 45 Tagen 2,310 Kilogr., also zuerst täglich 48,30 Grm. und zuletzt 51,33 Grm. Ebenso fand Lehmann bei Fütterungsversuchen mit jungen Schweinen, dass eine Beigabe von präparirtem phosphorsauren Kalk zum Futter, wenn dieses Kalk nicht in hinreichender Quantität enthielt, die Gewichtszunahme der Thiere bedeutend steigerte und eine bessere Entwickelung des Sceletts hervorrief. Das alte und vielfach bekrit-

*) Landwirthschaftliche Versuchsstation 1861.

telte Verfahren gewisser Pferdehändler, ihre Pferde durch Fütterung von Kalk wohlbeleibt zu machen, ist nicht so widersinnig, als oft geglaubt wird. Vorzugsweise ist es aber die günstige Einwirkung der Kalkfütterung auf die Scelettbildung, welche auch von vielen praktischen Landwirthen anerkannt wird. Die sonst häufigen krüppelhaften Bildungen wurden oft dadurch verhütet, und diese sind die Folge der Lähme, des rachitischen Krankheitsprozesses.

Dass ein Kalkmangel in der Nahrung der Thiere vorkommen kann, ist bei der Besprechung der Knochenbrüchigkeit erörtert, und es muss demnach auch a priori zugestanden werden, dass die Milch in derselben Weise fehlerhaft sein kann, weil ihre Beschaffenheit unzweifelhaft zum grössten Theile von der Nahrung der Milchthiere abhängig ist. Auch muss es nach den bereits angeführten Thatsachen erklärlich erscheinen, dass die Lähme vorzugsweise in der ersten Zeit nach der Geburt, wenn das Wachsthum stark anhebt, erscheint. Bei einem Kalbe, welches während der Saugezeit bis zum 42. Tage täglich 1,31 Kilogr., und zwar im Anfange mehr als später, und dann bei der Fütterung in derselben Zeit täglich nur 0,72 Kilogr. zunimmt, kann in der ersten Zeit ganz besonders leicht ein Mangel an Kalk im Körper entstehen. Bei dem späteren, immer mehr abnehmenden Wachsthume ist nicht nur der Bedarf an Kalk bedeutend geringer, sondern auch häufig die Nahrung zweckmässiger. Die Milch enthält in der Trockensubstanz 1,40 pCt. Kalk, das Kleeheu dagegen 2,13 pCt.

Die wenigen Untersuchungen, welche bisher über die Verhältnisse, unter denen die Lähme erscheint, gemacht worden sind, haben zu keinem bestimmten Resultate geführt. Thierärzte und Landwirthe behaupten fast einstimmig, dass zu nahrhaftes Futter die Ursache sei, und stimmen wieder in der Behauptung überein, dass gut genährte, kräftige Junge viel seltener und nicht so heftig erkranken als Schwächlinge. Der Eine lobt gewisse Futterstoffe, der Andere tadelt dieselben. Auch das Wasser soll „zu nahrhaft“ sein und die Lähme verursachen können. In einem Gestüte verschwand die Lähme, nachdem die Mutterstuten nicht mehr aus dem Flusse, sondern aus einem artesischen Brunnen getränkt wurden, und sie kehrte in einem Jahre bei der einen Abtheilung der Pferde zurück, als diese, weil der Brunnen zugefroren war, wieder aus dem Flusse getränkt werden mussten. Es bestehen so bedeutende Widersprüche in den Angaben, dass dieselben gar keine Folgerung erlauben. Nur eine bestimmte Beobachtung ist an allen Orten, wo die Lähme vorkommt, gemacht worden, nämlich die, dass die Lähme bei Schafen durch Einführung der Sommerlammung verhütet oder doch bedeutend beschränkt wird. Diese unbestrittene Erfahrung hätte der Ausgangspunkt fruchtbarer Untersuchungen werden können, wenn sie nicht in der Regel durch hypothetische Erklärungen von vornherein verdunkelt worden wäre. Auf Grund der Voraussetzung, dass der Krankheitszustand seinem Wesen nach in der Anhäufung nicht organisirter plastischer Stoffe im Blute bestehe und dass diese sich in den Knochen ablagern und dieselben entzünden, wenn eine Erkältung als Gelegenheitsursache einwirke, ist der günstige Einfluss der Sommerlammung in dem Umstande gesucht worden, dass bei derselben Erkältungen der Neugebornen nicht vorkommen. Dieses ist jedoch wiederum eine unbegründete Voraussetzung; man kann im Gegentheil behaupten, dass die jungen Lämmer im Winter in guten Ställen weniger Erkältungen ausgesetzt sind, als wenn sie im Sommer im Freien geboren werden und dann fortdauernd mit ihren Müttern die Weide besuchen. Ich habe die Lähme bei Lämmern und anderen Thieren in Ställen beobachtet, deren Einrichtung kaum die Vermuthung aufkommen liess, dass die Thiere sich erkältet haben könnten. Wenn die Krankheit aus Erkältung hervorginge, so wäre es höchst wunderbar, dass sie vorzugsweise in den besseren Schäfereien und seltener in kleinen Ställen auftritt, in denen eine Regulirung der Temperatur nicht möglich ist und auch meistens nicht versucht wird, die abwechselnd heiss und kalt sind. Es gibt sehr zahlreiche Orte, an welchen niemals Lähme vorkommt, obgleich die ganz jungen Lämmer täglich einige Male aus den heissen Ställen in die zugigen Hofräume getrieben werden. Der günstige Einfluss der Sommerlammung ist vielmehr darin zu suchen, dass dabei die Schafe in der letzten Periode der Trächtigkeit und während der Säugezeit ein zweckmässiges Futter geniessen. Das junge Grünfutter und namentlich die Pflanzen der künstlichen Weiden, welche in der Regel bei Sommerlammung benutzt werden, liefern das für die Entwickelung des jungen Körpers nothwendige Material und namentlich hinreichende Kalkmengen. Nicht nur die Mütter werden dann zweckmässig ernährt; auch die jungen Thiere nehmen neben der Muttermilch frühzeitig die jungen Pflanzen auf und können dieselben für sich leichter und vollkommener ausnutzen, als das Heu, welches ihnen im Winter bei Stallfütterung geboten wird. Denn die jungen grünen Pflanzen sind gehaltreicher an Proteinstoffen und Kalksalzen und leichter verdaulich, als das Heu. Zahlreiche Untersuchungen des Klee's haben gezeigt, dass die Blätter absolut und relativ immer weit reicher, oft um das doppelte und dreifache reicher an Kalk sind, als die Stengel. Jeder Landwirth weiss, dass Grünfutter mehr und bessere Milch gibt als trockenes Futter, und diese Thatsache ist vor Allem geeignet, die schon durch andere Gründe wiederlegte Behauptung, dass „zu gute“ Milch die Lähme verursache, völlig zu entkräften. In dieser Beziehung wurde in diesem Frühjahre auf einem Gute eine interessante Beobachtung gemacht. Es waren dort sämmtliche Ferkel von verschiedenen Sauen an der Lähme zu Grunde gegangen. Darauf wurde den Sauen, welche noch ferkeln mussten, vor und nach dem Gebären täglich eine Quantität Grünfutter gegeben, und dieses hatte den Erfolg, dass deren Ferkel sämmtlich gesund geboren wurden und gut gediehen. Auf einigen anderen Gütern genasen die mit Lähme behafteten älteren Schweine ziemlich schnell, als sie täglich eine Quantität Grünfutter bekamen. In dem Winterfutter werden den trächtigen und säugenden Thieren, namentlich den Schafen, häufig nicht die hinreichenden Kalkmengen geboten. Die Thiere bekommen häufig um so mehr kalkarme Wurzelgewächse als Futterzulage, je mehr sie des Kalkes bedürfen, und eine solche Fütterung wird besonders dann unzweckmässig, wenn auch das Heu kalkarm ist, weil es auf solchem Boden gewachsen, in welchem es entweder an Kalk oder an Phosphorsäure oder an beiden Stoffen gleichzeitig fehlt. Auf kalkarmem Niederungsboden, auf Torf- und Moorboden, auf kalkarmem Sandboden, der Mergel verlangt, und auf phosphorsäurearmem humosen Sande ist nach meinen Beobachtungen die Lähme am meisten zu finden. Werden in solchen Gegenden die Schafe gut gefüttert, und bekommen sie so viel von dem kalkarmen Heu und Wurzelfutter, dass sie die kalkreichen Strohtheile verschmähen, so wird ihre Nahrung ungeeignet, den Aufbau des jungen Thierkörpers zu vermitteln. Derartige vermeintliche Verbesserungen des Futters greifen vorzugsweise in guten Schäfereien oft

Platz. Gemeine Schafe werden gewöhnlich planlos gefüttert; sie bekommen vielerlei Futterstoffe und in der Regel hinreichend Stroh, aus dem sie die kalkreichen Aehren und Kräuter heraussuchen.

Das Futter ist in manchen Jahren unvollkommener als in anderen, und demgemäss erscheint die Lähme nicht in allen Jahren in gleicher Häufigkeit und Heftigkeit. Es gilt in dieser Beziehung alles das, was bei Besprechung der Knochenbrüchigkeit angeführt ist. Dieselben Verhältnisse, welche in diesem Jahre die Knochenbrüchigkeit verursachten, müssen als Ursache der gleichzeitig erschienenen Lähme angesehen werden.

Die häufig wiederholte Angabe, dass die frühzeitige Verabreichung von Beifutter an die jungen Thiere die Lähme hervorrufe, entbehrt der thatsächlichen Begründung und beruht wieder auf der irrthümlichen Voraussetzung, dass der Krankheit die Anwesenheit cruder plastischer Stoffe im Blute zum Grunde liege. Es geht in dieser Beziehung der Lähme wie früher der Drehkrankheit, die auch immer durch starke Fütterung entstanden sein musste, weil die drehkranken Thiere vorher starkes Futter bekommen hatten. Das Beifutter befördert allerdings die Entwickelung der Lähme, wenn es schlecht beschaffen ist. Wenn die jungen Thiere neben der Muttermilch Mehltränke oder Hafer oder schlechtes Heu oder andere kalkarme Nahrungsmittel bekommen und dadurch veranlasst werden, immer weniger zu saugen, oder wenn durch das Beifutter Verdauungsstörungen, namentlich Durchfall, entstehen, so kann dadurch die Lähme hervorgerufen werden. Protein- und kalkreiches Beifutter, welches leicht verdaulich ist, z. B. Rapskuchenmehl, gutes Heu, namentlich Klee- oder Esparsetteheu, bringt niemals Lähme hervor, und bei einer solchen Fütterung entsteht die Lähme nur dann, wenn die Mutterthiere unzweckmässig gefüttert werden und kalkarme Milch geben.

Unter Umständen können zwar die Thiere scheinbar unzweckmässig gefüttert werden, ohne dass sie an Lähme erkranken. Boussingault berechnete, dass das untersuchte 8 Monate alte Schwein seit der Geburt pro Tag 0,25 Kilogr. an Gewicht zugenommen und in seinem Scelett täglich 2,4 Grm. Phosphorsäure und 2,8 Grm. Kalk, demnach pro Pfund Lebendgewicht 4,8 Grm. Phosphorsäure und 5,6 Grm. Kalk assimilirt hatte. Dahingegen fand sich bei Untersuchung eines 11½ Monate alten Schweines, welches in den letzten 93 Tagen nur mit Kartoffeln gefüttert war,

	Lebendgewicht.	Gesammtasche.	in den Knochen	
			Phosphorsäure.	Kalk.
	Kilogr.	Grm.	Grm.	Grm.
	67,24	1586,0	710,5	840,6

und würde dieses Schwein, vorausgesetzt, dass es mit 8 Monaten dem anderen gleich gewesen ist, zugenommen haben

pro Tag . .	0,07	2,7	1,4	1,6
und pro Pfund	—	19,3	10,0	11,4.

Das Schwein hatte bei der an organischen Nährstoffen armen Kartoffelfütterung an Gewicht wenig zugenommen, aber dabei verhältnissmässig viel Kalk in den Knochen deponirt. Diese Erscheinung findet jedoch nach Boussingault ihre Erklärung darin, dass das Schwein mit dem Trinkwasser viel Kalk aufnahm und denselben verwerthen konnte, weil die Kartoffeln eine grosse Quantität Phosphorsäure enthielten. Dieser Versuch zeigt recht deutlich, in welchem Maasse die Beschaffenheit des Trinkwassers den Erfolg einer gewissen Fütterung zu beeinflussen vermag, und wie wichtig es ist, die Beschaffenheit des Wassers bei der Auswahl des Futters und bei der Beurtheilung des Erfolges zu berücksichtigen. Darin findet sich auch die Erklärung der Beobachtung, dass die Lähme bei Pferden verschwand, als dieselben statt des Flusswassers Brunnenwasser erhielten. Flusswasser ist nicht „zu nahrhaft", häufig aber sehr kalkarm.

Die grösste Bedeutung hat die Lähme bei Lämmern, weil sie bei denselben häufig in grosser Verbreitung und sehr bösartig auftritt. Grouven *) gibt die Mittheilung eines Landwirths wie folgt wieder:

„Von circa 900 Lämmern, die ich jährlich ziehe, werden ungefähr 200 befallen und hiervon sterben wenigstens 100 Stück. Die anderen hundert vegetiren fort bis zum Alter von ¾ Jahren, wo dann gewöhnlich eine Geschwulst an verschiedenen Gelenken eintritt, in Folge dessen die Lämmer allmählich so abmagern, dass sie beseitigt oder geschlachtet werden müssen."

*) Erster Bericht über die Arbeiten der agricultur-chemischen Versuchsstation zu Salzmünde. 1862.

Der gewöhnlichen Annahme gemäss, dass die Lähme nur in frühester Jugend entsteht, könnte es bezweifelt werden, dass die Krankheit, über welche Grouven berichtet, Rachitis war. Denn mit Lähme werden summarisch verschiedenartige Jugendkrankheiten bezeichnet, und es erscheint in der That auffallend, dass die Gelenkanschwellungen erst im Alter von $\frac{3}{4}$ Jahren hervortraten. Nach meinen Beobachtungen kann ein solcher Verlauf aber auch bei der Rachitis vorkommen. Die bald nach der Geburt von der Krankheit befallenen Lämmer werden gewöhnlich sehr schnell von Krämpfen und Lähmung befallen und gehen zu Grunde. Dass in solchen Fällen keine Gelenkanschwellungen hervortreten, liegt in der Natur der Sache; denn die auf Neubildung beruhenden Anschwellungen bedürfen einer gewissen Zeit zu ihrer Entwickelung. Solche Fälle erweisen nun aber auch unzweifelhaft, dass die Krankheit unter Umständen angeboren wird. Die Lähme würde nicht angeboren werden können, wenn sie aus Erkältung oder aus gastrischen Krankheiten oder in Folge von Verabreichung von Beifutter entstände, wohl aber, wenn sie ihrem Wesen nach in einer mangelhaften Verkalkung des Knochengewebes besteht. Denn die Verkalkung der fötalen Knochen ist abhängig von dem Kalkgehalte des Blutes des Mutterthieres, und kalkarme Nahrung während der letzten Hälfte der Tragezeit macht die Mutterthiere unfähig, das Scelett des Fötus zur gehörigen Entwickelung zu bringen. Der ruhende Fötus kann sich dann im Uebrigen anscheinend vollkommen entwickeln; aber die Bewegungen des jungen Thieres nach der Geburt rufen sofort grosse Schmerzen und die übrigen Krankheitserscheinungen hervor, gerade wie die latente Knochenbrüchigkeit durch aussergewöhnliche heftige Bewegungen der betreffenden Thiere plötzlich offenbar wird. Die angeborne Rachitis findet sich vorzugsweise bei Lämmern und Füllen, weniger oft bei Kälbern. Diese Erscheinung ist sehr interessant, insofern als die Osteomalacie wieder vorzugsweise bei Kühen erscheint. Die Thatsache ist ein wichtiger Grund für die Richtigkeit der aufgestellten Krankheitstheorie. Wären Osteomalacie und Rachitis Folgezustände einer Dyskrasie im gewöhnlichen Sinne, so würde in der Erkrankung des Mutterthieres und des Fötus eine Uebereinstimmung bestehen müssen. Ist aber mangelhafte Zufuhr von Kalksalzen zu den Knochen die Ursache, so lässt es sich sehr wohl begreifen, dass die

Erkrankung des Mutterthieres mit der des Fötus nicht correspondirt. Je mehr die Knochen des Mutterthieres ihre Kalksalze festhalten, um so mehr wird eine mangelhafte Einnahme von Kalk mit der Nahrung den Fötus benachtheiligen. Gibt aber das Mutterthier von seinen eigenen Knochen einen gewissen Antheil Kalk leicht ab, so kann dieser dem Fötus zu Gute kommen. Nach Liebig sollen die Gewebe der Pflanzenfresser überhaupt die Fähigkeit besitzen, die Phosphate stark zu fixiren, weil sie davon eben soviel besitzen, wie die Gewebe der Fleischfresser, trotzdem ihr Blut weit ärmer daran ist, als das Blut der letzteren. Dieser Ausspruch ist jedoch in Beziehung auf Rindvieh und Ziegen nicht richtig. Auch die Thatsache, dass Rinder und Schafe niemals, Pferde aber regelmässig Kalksalze mit dem Harne ausscheiden, zeigt an, dass die Vorgänge im Organismus bei den verschiedenen Arten der Pflanzenfresser bezüglich der Umsetzung der Kalksalze nicht übereinstimmen. Ob unter den Pferden und Schafen vorzugsweise die veredelten Raçen eine Disposition zur Rachitis haben, ist schwer mit Sicherheit zu erweisen, weil es selten möglich ist, verschiedene Raçen unter denselben äusseren Verhältnissen längere Zeit zu beobachten. Die Erfahrung, dass die Krankheit sich am häufigsten bei veredelten Thieren, namentlich bei Schafen fast nur in veredelten Heerden zeigt, spricht scheinbar sehr zu Gunsten der oft wiederholten Behauptung, dass sich mit der Veredlung eine Disposition zur Lähme herausbilde. In Gemässheit der Behauptung von Nélaton, Frerichs u. A., dass das Knochengewebe eine constante chemische Verbindung darstellt, die bei einer Thierart an allen Knochen, festen und spongiösen, gleich ist, müsste hingegen die Frage verneint werden. In Vorstehendem ist aber gezeigt, dass die chemische Verbindung nicht constant ist, und es erscheint auch sehr wahrscheinlich, dass die Verbindung von organischen Stoffen und Kalksalzen in den Knochen bei den verschiedenen Raçen nicht übereinstimmt. Die Rinde eines gewissen Knochen beim arabischen Vollblutpferde verhält sich offenbar anders als beim dänischen Niederungspferde. Man könnte hier zwar einwenden, dass das Verhalten der Knochen nur physikalisch verschieden sei, indem die Rinde des Dänen bei chemisch gleicher Knochensubstanz weitere Hohlräume besitzt als die des Arabers. Dieses kommt aber schliesslich immer wieder auf einen chemischen Unterschied heraus, der nicht nur zufällig vorhanden, sondern typisch ist. Dass Niederungsraçen schwammige und Höhenraçen feste Knochen haben, ist auf die Beschaffenheit der Nahrung zurückzuführen. Die Pflanzen der Niederung liefern verhältnissmässig mehr organische Substanz und weniger Kalksalze als die Gewächse der Höhe, und sie lassen desshalb die Verkalkung des Knochengewebes langsamer zu Stande kommen, als diess bei kalkreicher Nahrung geschehen kann. Der Bildungsvorgang wird aber schliesslich Raçe-Eigenschaft und ändert sich unter anderen Verhältnissen nur ganz allmählich. Die arabische Raçe behält in der Niederung noch lange Zeit dünne und sehr feste Knochen. Wenn es aber richtig ist, dass veredelte Raçen dünnere und festere Knochen haben, weil das Knochengewebe die Fähigkeit besitzt, Kalksalze leicht aufzunehmen und dauernd zu fixiren, so kann ihnen eine Prädisposition zu der Rachitis nicht zugesprochen werden. Es würde im Gegentheil anzunehmen sein, dass der typische Entwickelungsgang der dicken, schwammigen Knochen bei gemeinen Raçen eine grosse Neigung zur rachitischen Erkrankung involvirt. Andererseits würde aber zugegeben werden müssen, dass wenn edle Thiere eine grössere Fähigkeit besitzen, die Kalksalze in ihren Knochen zu fixiren, solche Mutterthiere weniger befähigt sind, das Scelett der Jungen auf eigene Kosten zu bilden und namentlich mit der Milch einen Theil ihrer eigenen Kalksalze auszuscheiden, wenn ihre Nahrung daran Mangel hat. Es würden sich in dieser Beziehung die edlen Raçen zu den gemeinen verhalten, wie die Schafe zu den Kühen, welche letztere ihre eigenen Kalksalze mit der Milch abscheiden und an Knochenbrüchigkeit erkranken, während Schafe gesund bleiben, trotzdem ihre Lämmer im höchsten Grade rachitisch sind. Chemische Verschiedenheiten in den Umsetzungsprozessen bestehen unzweifelhaft bei den verschiedenen Raçen. Dafür sprechen deutlich die Unterschiede in der Verdauungsthätigkeit und in den Secretionen. Die Unterschiede in der Futterverwerthung sind erwiesenermaassen bei den verschiedenen Raçen sehr beträchtlich, und die Milch einer Schweizerkuh ist bei demselben Futter anders als die einer Holländerkuh. Gleich grosse Verschiedenheiten finden sich auch in der Milch verschiedener Schafraçen. Filhoe und Joly*) erhielten

*) Chemisches Centralblatt. 1859.

bei ihren Untersuchungen der Milch von Schafen folgenden Befund:

	Dishley.		Southdown.	Merinos.	Lauraguais.
Casein	7,50	7,90	6,50	9,02	8,30
Butter	5,00	3,70	4,00	7,60	10,40
Zucker	5,80	5,35	4,61	4,37	4,16
Extractivst. u. Salze	0,70	0,55	0,69	0,61	0,16
Wasser . . .	81,00	82,50	84,20	78,40	76,98.

Demnach sind die Ernährungsverhältnisse der Lämmer bei den verschiedenen Raçen verschieden. Leider haben Filhoe und Joly nicht mitgetheilt, wie die Schafe ernährt wurden, wie viel Fett diese mit der Nahrung einnahmen, in welcher Periode der Lactation dieselben bei Entnahme der Milch sich befanden und in welcher Weise die Milch entnommen wurde. Denn die Zusammensetzung der Milch ist sowohl nach dem Futter, als nach der Tageszeit, als auch namentlich danach verschieden, ob sie in den unteren Milchräumen sich befand und zuerst, oder ob sie zuletzt abgemolken wurde. Hellriegel*) fand in der Milch, welche in Portionen gesondert aufgefangen wurde:

	Morgenmilch.		Mittagsmilch.		Abendmilch.	
	1tes Quart.	2tes Quart.	1tes Quart.	2tes Quart.	1tes $\frac{3}{4}$ Quart.	2tes $\frac{3}{4}$ Quart.
Butter .	1,49	2,37	2,19	6,50	3,40	5,28
Casein .	2,14	2,26	3,37	3,36	2,64	3,10
Milchzucker	4,10	4,50	4,24	4,06	4,03	3,97
Salze .	0,71	0,76	0,75	0,73	0,75	0,72
Wasser .	91,50	90,10	89,45	85,35	89,18	86,93.

Es kann demnach zwar nicht mit genügender Sicherheit beurtheilt werden, in welchem Verhältnisse die mit der Schafmilch eingenommenen Stoffe zu dem Wachsthume der Lämmer standen. Trotzdem wird durch die Untersuchungen aber die Behauptung Grouven's entkräftet, dass die Lämmerlähme die Folge von zu grosser Nahrhaftigkeit der Milch sei. Grouven untersuchte nämlich die Milch von Schafen, deren Lämmer gesund waren, und von Schafen derselben Heerde, welche kranke Lämmer hatten, und fand folgende Unterschiede:

*) Wolf, Fütterungslehre.

	Milch von Schafen mit gesunden Lämmern.	Milch von Schafen mit kranken Lämmern.
Wasser . .	87,02	82,24
Milchzucker .	5,41	5,05
Käsestoff . .	4,83	5,88
Fett . . .	2,36	6,34
Salze . . .	0,89	0,91

Die Milch, welche in diesem Falle die kranken Lämmer genossen, war nicht nahrhafter als die Milch der englischen Schafe. Auch ist oben bereits erörtert, dass kräftige Ernährung und schnelles Wachsthum nicht Lähme hervorrufen, wenn die Nährstoffe in dem richtigen Verhältnisse gegeben werden. In den von Grouven untersuchten Milchsorten ist aber das Verhältniss der Einzelstoffe sehr verschieden: die Trockensubstanz der Milch, welche die kranken Lämmer genossen, war relativ weit ärmer an Salzen als die andere, und wenn auch ein Theil des im Uebermaasse vorhandenen Fettes nicht resorbirt wurde, so blieb der resorbirte Theil gegen die gesunde Milch dennoch im bedeutenden Grade arm an Salzen und, da in beiden Milchsorten die Salze in ihrer Zusammensetzung keine nennenswerthen Unterschiede darboten, namentlich auch arm an phosphorsaurem Kalk. Nicht der absolut hohe Gehalt an organischen Stoffen, sondern der relative Mangel an Kalksalzen ist anzuklagen; dass speciell eine starke Fetteinnahme bei den jungen Thieren nicht Lähme verursacht, wird durch die in England vielfach gebräuchliche Anwendung stark fetthältiger Futtermittel erwiesen. Gegen Grouven's Behauptung spricht auch die Angabe von Friedberg*), dass die Milch zweier Frauen, deren Kinder an Rachitis litten, ärmer an Proteinsubstanzen und Kohlenhydraten war, als normale Frauenmilch. Diese kranke Fraumilch enthielt aber auch weniger Erdsalze; die eine gab 0,069 und die andere 0,099 phosphorsauren Kalk.

Die Schädlichkeit der Milch wurde auch in dem von Grouven behandelten Falle dem Futter der Mutterschafe zugeschrieben. Dieselben erhielten während des Winters pro Stück täglich 1½ Pfd. Elbheu (Vormast), 2 Pfd. Rüben, 0,06 Pfd. Oelkuchen und Weizen- und Erbsenstroh ad libitum. Das Elbheu war üppig gewachsen und bestand aus Klee, Vogelwicken und vielen feinen Gräsern.

*) Litzmann a. a. O.

Die Mutterschafe waren gesund und gleich gut genährt, mochten die Lämmer krank werden oder nicht. „Der Wiesenboden ist sehr gut, aus Anschwemmungen der Elbe entstanden.“ Besonders das Elbheu wurde als Ursache der Krankheit beschuldigt, weil es kräftig sei. Ich glaube, mit Unrecht, da erfahrungsmässig die Lähme bei kräftiger Fütterung der Mutterschafe, namentlich auf Kleeweiden, sehr häufig nicht vorkommt, andererseits aber zuweilen seuchenartig in Heerden auftritt, welche nur mässig gefüttert werden und namentlich Heu bekommen, welches im gewöhnlichen Sinne eher schlecht als gut genannt werden kann. Es kommt auf die Zusammensetzung des Heues an. Auch üppig gewachsene, ächte Gräser und Klee können unpassend für die Ernährung der Knochen sein, indem sie arm an Kalksalzen sind. Auf die Beschaffenheit des Trinkwassers, welches die Schafe erhielten, ist gar keine Rücksicht genommen.

Das häufige Vorkommen der Lähme bei den Lämmern gegenüber den anderen Hausthierarten dürfte zum Theil auch in dem schnellen Wachsthume derselben nach der Geburt begründet sein. Die Lämmer wachsen im Verhältnisse zu ihrem Lebendgewicht durchschnittlich mehr als Kälber; sie wachsen schneller aus, und durch starke Fütterung wird die Ausbildung des Körpers bei ihnen verhältnissmässig mehr gesteigert, als bei anderen Thieren. Die Körpermasse des Schafes verhält sich zu der des Rindes nach der allgemein gültigen Annahme wie 1 : 10, und es müsste demnach, da ein Schaf mit 9 Monaten 83 Pfund wiegen kann, ein Kalb in derselben Zeit auf 830 Pfund gebracht werden können. Dieses ist aber bis jetzt nicht beobachtet. Die rasche Entwickelung an sich kann jedoch nicht als hinreichende Krankheitsursache angesehen werden, weil sie in vielen Schäfereien durch kräftige Fütterung ohne Nachtheil für die Gesundheit noch bedeutend gesteigert wird. Sie bildet aber in sofern eine Disposition zu der Krankheit, als bei schnellem Knochenwachsthume eine mangelhafte Kalkzufuhr um so nachtheiliger wirkt. Aus diesem Grunde findet sich die Lähme vorzugsweise in edlen Schäfereien, in welchen die Entwickelung des Körpers nach einer Seite hin forcirt und zu dem Zwecke eine künstliche, aber nicht eine naturgemässe Fütterung eingerichtet wird. Die Lähme ist dann eine häufige Nebenerscheinung, aber keine nothwendige Folge gewisser Veredlungen, weil sie in sehr vielen edlen Schäfereien niemals und in anderen nur zeitweise auftritt. Auch bewegen die Lämmer sich in frühester Jugend in der Regel mehr als andere junge Hausthiere, und befördern dadurch die Entwickelung der Folgezustände der mangelhaften Verkalkung in dem neugebildeten Knochengewebe. Bei dem Saugen müssen die Lämmer namentlich die Wirbelsäule stark biegen, und Reizungen derselben können dadurch leicht zu Stande kommen. Daraus erklärt sich auch die Angabe, dass die Lämmer steif im Genick werden, weil sie sich diesen Theil an den kalten oder nassen Müttern erkälten.

Die Erscheinung, dass von einer Heerde junger Thiere nur immer ein Theil an der Lähme erkrankt und dass bei dem Betroffenen der Grad der Erkrankung ausserordentlich verschieden ist, ist nach den angeführten thatsächlichen Verhältnissen nicht sowohl darin begründet, dass gewisse junge Thiere eine grössere Disposition zu der Krankheit besitzen, als vielmehr in der Individualität der Mutterthiere. Es ist auch durch die Erfahrung vielfach bestätigt, dass kranke Junge häufig bald genesen, wenn sie eine Amme bekommen, und dass gesunde Junge erkranken, wenn sie ein Mutterthier als Amme erhalten, dessen Junges bereits an der Lähme zu Grunde gegangen ist. Es ist häufig beobachtet, dass von Zwillingslämmern das eine, welches eine Amme erhielt, dessen Lamm an Lähme gestorben war, ebenfalls erkrankte, während das andere, welches bei der Mutter verblieb, sich gut entwickelte.

Schwieriger ist nun aber die Beantwortung der Frage, aus welchem Grunde die einzelnen Mutterthiere, namentlich Mutterschafe, derselben Heerde, welche gleichmässig gehalten und gefüttert werden, eine qualitativ sehr verschiedene Milch geben. Individuelle Verschiedenheiten der Thiere in Beziehung auf ihre innere Einrichtung können der Erscheinung zum Grunde liegen, indem die einzelnen Individuen das verzehrte Futter in verschiedener Art verdauen und auch die resorbirten Stoffe weiterhin für die Milchproduction in verschiedener Art verwerthen. Eine ebenso grosse, wenn nicht grössere, Bedeutung muss aber dem Umstande beigelegt werden, dass in einer Heerde die einzelnen Individuen nicht gleichmässig fressen. Wenn Schafe gemeinschaftlich ein Gemenge von verschiedenen Futterstoffen erhalten, so verzehren sie diese nicht gleichmässig, sondern wählen zunächst einzelne Stoffe aus, und die einzelnen Individuen entwickeln eine verschieden grosse Virtuosität, die angenehmsten Futtertheile für sich zu erlangen. Die Beschaffenheit der Milch ist aber von der Nahrung abhängig, und so kann es kommen, dass gewisse Thiere in einer Schafheerde, die im Stalle gefüttert wird, ganz andere Milch geben, als die übrigen, und dass ihre Milch zwar viel Protein und Fett, aber wenig Kalk enthält, weil sie sich an Heu und Rüben sättigen und das kalkreiche Stroh verschmähen. Gerade der starke Fettgehalt der Milch von Schafen, deren Lämmer krank waren, spricht dafür, dass diese Schafe andere Nahrung eingenommen hatten, als die übrigen. Diese Erscheinung erweist auch, wie unsicher es ist, bei Heerden die Qualität des Futters im Ganzen als gut oder schlecht zu bezeichnen und darauf ohne Weiteres Schlüsse zu bauen.

In welchem Verhältnisse die zuweilen neben der Lähme einhergehenden Verdauungskrankheiten zu derselben stehen, ist schwer zu ermitteln. Dass Verdauungskrankheiten die Entwickelung des jungen Thierkörpers überhaupt stören müssen, ist ganz natürlich, ob aber dabei die Resorption des Kalkes einseitig behindert werden kann, ist wissenschaftlich nicht zu erweisen. Erfahrungsmässig steht fest, dass die Lähme sich sehr häufig entwickelt, ohne dass irgend eine Erkrankung der Verdauungsorgane nachweisbar vorhanden ist, und es ist demnach wahrscheinlich, dass die Verdauungsstörungen nicht die Grundlage der Lähme, sondern eine Theilerscheinung derselben sind, oder dass sie in Folge der Lähme entstehen. In jedem Falle wirken sie nachtheilig auf den weiteren Verlauf der Krankheit ein, und zwar vorzugsweise dadurch, dass sie entweder eine tödtliche Schwäche des Körpers hervorrufen oder doch die Thiere abhalten, Futter aufzunehmen, und die regelmässige Ausnutzung der genossenen Nahrung verhindern. Entsteht bei einem bis dahin gesunden Thiere eine Verminderung in der Aufnahme von Nährstoffen in das Blut, so bleibt die Entwickelung des Körpers im Ganzen zurück; ist aber bereits eine krankhafte Wucherung in dem Knochengewebe eingeleitet, so schreitet diese in der Regel auch bei mangelhafter Verdauung auf Kosten der übrigen, gesunden Körpertheile weiter fort, und die Verkalkung bleibt immer weiter zurück, weil mit der Abnahme der

Zufuhr von Nährstoffen überhaupt die Kalkzufuhr absolut geringer wird.

Bei älteren Thieren, welche bereits entwöhnt und auf feste, schwerer verdauliche Nahrung angewiesen sind, kommt die Grösse der Verdauungskraft bei den einzelnen Individuen mehr in Betracht. Eine grosse Bedeutung kann aber der individuellen Disposition auch in Beziehung auf ältere Thiere nicht beigelegt werden, weil die Lähme an sehr vielen Orten niemals vorkommt und sie doch ab und zu auch bei gutem Futter bei einzelnen Thieren entstehen müsste, wenn die Anlage eine grosse Rolle spielte. Sehr häufig ist die Entwickelung der Krankheit, welche nach der Entwöhnung hervortritt, bereits während der Saugezeit eingeleitet, und dieselbe kann dann fernerhin immer weiter fortschreiten, wenn die Verhältnisse für die Heilung nicht sehr günstig sind. Die localen Krankheitsprozesse besitzen, wie oben bereits erörtert ist, in einem gewissen Grade die Fähigkeit sich selbst zu erhalten, und sie bestehen zuweilen an einzelnen Stellen noch lange fort, während an allen anderen Theilen die Entwickelung des Sceletts bereits wieder ganz regelmässig geworden ist. Werden junge Thiere in grösseren Abtheilungen zusammen gefüttert, so tritt auch bei ihnen der Fall ein, dass die einzelnen Stücke die verschiedenen Futterstoffe nicht in gleichen Quantitäten aufnehmen und desshalb eine in der Zusammensetzung verschiedene Nahrung bekommen. Einzelne Thiere können dann erkranken, während die übrigen gesund bleiben. Die wachsenden Thiere finden in dem Futter in der Regel nicht die erforderlichen Kalkmengen, wenn sie nicht vorzugsweise gutes Heu, sondern Körner und Wurzelgewächse bekommen Boussingault fand, dass ein 336 Pfund schweres, 6 Monate altes Kalb bei Heufütterung, wovon es pro Tag 8,67 Pfund verzehrte, in einem Tage 6,5 Grm. Phosphorsäure und 32,6 Grm. Kalk assimilirte. Damit stimmen andere Versuche, namentlich die von Lehmann, überein, wobei es sich herausstellte, dass Kälber, die von der Milchnahrung entwöhnt sind und hinreichende organische Nährstoffe verzehren, um täglich 1,25 — 1,50 Pfund zuzunehmen, wenigstens 30 Grm. Phosphorsäure und 35 Grm. Kalk täglich bedürfen. Wie leicht es vorkommen kann, dass die nöthige Kalkmenge nicht gegeben wird, lässt sich leicht berechnen. In gewissen Arten Wiesenheu fanden sich auf 100 Trockensubstanz 1,18 Kalk, und würden davon 8,67 Pfund in den 6,5 Pfund Trockensubstanz nur 26,845 Grm. Kalk enthalten, also bedeutend weniger, als das Kalb, welches Boussingault fütterte, assimilirte und folglich gebrauchte. Werden neben kalkarmem Heu noch Kartoffeln, Rüben oder Körner gefüttert, und ist auch das Trinkwasser kalkarm, so kann leicht ein so bedeutender Kalkmangel im Körper entstehen, dass ein krankhafter Zustand sich sichtbar hervorbildet.

Bei Schweinen finden sich im Körper immer viel weniger Mineralsubstanzen als bei Rindern, und daher mag es kommen, dass dieselben kalkarme Nahrung häufig ohne Nachtheil erhalten.

Nach diesen Erörterungen dürfte es kaum noch zweifelhaft erscheinen, dass die Lähme der jungen Thiere, d. h. diejenige Krankheit derselben, welche sich durch Steifigkeit, Gelenkanschwellungen und Verkrümmungen der Knochen charakterisirt, die Rachitis, allein durch eine mangelhafte Kalkzufuhr entsteht. Die Rachitis und die Osteomalacie stimmen folglich in ihrem inneren Grunde vollkommen überein und die anatomischen Verschiedenheiten beider Krankheiten gehen, wie bereits von Trousseau und Lasègue behauptet worden ist, einzig und allein aus den Alters- und Entwickelungsverschiedenheiten der betroffenen Knochen hervor. Der Umstand, dass bei der Osteomalacie harte Knochen wieder weich und bei der Rachitis weiche Knochen nicht hart werden, drückt eine wesentliche Verschiedenheit beider Krankheiten um so weniger aus, als erwiesen ist, dass die Kalksalze der Knochen überhaupt keine stabile Bestandtheile sind.

Die Behandlung der Lähme würde demnach die Aufgabe haben, dem wachsenden Körper die erforderliche Kalkmenge zu bieten. Da die Lähme in sehr vielen Fällen angeboren wird, so ist es nöthig, die trächtigen Mutterthiere zu behandeln und deren Fütterung so einzurichten, dass sie hinreichend Kalk erhalten, um neben der Erhaltung ihres Körpers noch das Scelett des Fötus bilden zu können. Es ist desshalb nöthig, wenigstens, in der letzten Hälfte der Tragezeit kalkreiches Futter zu geben. Wie bereits ausgeführt ist, genügt es aber nicht, den Werth des Futters nach den gewöhnlichen Anschauungen zu schätzen; üppig gewachsenes und gut aussehendes Futter kann ungenügend sein für die Ernährung tragender oder säugender Mutterthiere, wenn es auf Boden gewachsen ist, welcher an Kalk oder an Phosphorsäure oder an beiden Stoffen Mangel hat. Neben dem Futter ist auch der Kalkgehalt des Trinkwassers zu berücksichtigen. Die Methode, die Mutterthiere in der letzten Periode der Schwangerschaft knapp zu füttern, ist in jeder Hinsicht unzweckmässig und durchaus kein Präservativ gegen die Lähme. In Gegenden und Wirthschaften, in welchen die Lähme häufig oder sogar stationär vorkommt, und eine solche Zusammensetzung des Futters, dass damit hinreichende Kalkmengen zugeführt werden, nicht ausführbar erscheint, weil namentlich das Heu kalkarm ist, bildet ein Zusatz von Knochenmehl zum Futter das beste Präservativ. Dieses Mittel muss dann besonders auch den säugenden Mutterthieren gegeben werden. Die leichte Verdaulichkeit des Knochenmehls macht dasselbe auch als Zusatz zum Beifutter der jungen Thiere sehr geeignet, und es ist sogar wahrscheinlich, dass die Thiere das Knochenmehl leichter verdauen als den Kalk, welcher in den Futterstoffen enthalten ist. Die Fütterung von Knochenmehl verdient schon aus dem Grunde eine häufigere Anwendung als bisher, weil es die Entwickelung des Körpers im Ganzen befördert. Auch die Weichtheile enthalten Kalk und bedürfen desselben zum Aufbau. Die Dosis des Knochenmehls ist, da es ein Corrigens des Futters sein soll, nach der Beschaffenheit des letzteren zu bemessen. Für ein Füllen oder Kalb würde eine Quantität von 5—10 Grm., für ein Lamm etwas weniger, pro Tag genügen. Wenn auf diese Weise die jungen Thiere mehr Kalk erhalten, als sie gebraucten, so geht daraus ein Nachtheil für sie nicht hervor.

Ist die Krankheit zur Entwickelung gekommen, so ist es vor Allem nöthig, die Bewegung der betreffenden jungen Thiere so viel als möglich zu beschränken und etwa vorhandene Verdauungsstörungen zu beseitigen. Zu letzterem Zwecke muss verhütet werden, dass die Thiere grosse Quantitäten Nahrung auf einmal aufnehmen. Wenn die Kranken vom Saugen ablassen, so müssen sie durch Eingüsse ernährt werden, und zwar am besten durch eine Mischung von Milch und Heuthee zu gleichen Theilen, welche lauwarm gegeben wird. Der Heuthee enthält viel Proteinsubstanzen und viel phosphorsauren Kalk. Es ist vortheilhaft, der Flüssigkeit noch eine kleine Quantität Knochenmehl zuzusetzen. Gegen etwa vorhandene Verstopfung sind kleine Gaben Leinöl und gegen Durchfall kleine Gaben Opium, bei saurem Geruch der Fäces in Verbindung mit Magnesia, am zweckmässigsten. Alle übrigen sogenannten verdauungsstärkenden oder angeblich specifisch gegen die Lähme wirkenden Arzneimittel sind nicht nur nutzlos, sondern geradezu schädlich, weil sie bei den kranken Thieren die Neigung, Nahrung anzunehmen, immer mehr vermindern. Wenn die kranken Thiere noch freiwillig Nahrung aufnehmen und mit Appetit saugen, wenn sie unter das Mutterthier gebracht werden, oder ohne Hülfe das Euter aufsuchen, so ist es nöthig, die Milch durch Verabreichung von kalkreicher Nahrung oder von Knochenmehl an die Mutterthiere zu verbessern und den jungen Thieren neben der Muttermilch mit leicht verdaulichem Beifutter oder durch eine Beigabe von Knochenmehl die für die Wiederherstellung des normalen Bildungsprozesses in den Knochen nothwendige Quantität Kalk zuzuführen. Zur Erreichung dieses Zweckes ist es nothwendig, beim Ausbruche der Krankheit unter Heerden die betreffenden Mutterthiere mit ihren Jungen von den übrigen zu trennen und als eine besondere Abtheilung zu füttern. Je kleiner die Abtheilungen der Mutterthiere, namentlich in Schafheerden, durch Abtheilen des Stalles gehalten werden können, um so besser kann die Fütterung in Beziehung auf die einzelnen Individuen regulirt werden und um so weniger sind die kranken Jungen Behufs Aufsuchung ihrer Mütter zu Bewegungen genöthigt.

Die übliche Anwendung reizender Einreibungen auf die angeschwollenen Gelenke erfordert namentlich bei sehr jungen Thieren grosse Vorsicht, weil sie augenblicklich die Schmerzen und damit die allgemeine Schwäche vermehrt. Vortheilhafter ist es, die leidenden Gelenke mit wollenen Binden zu umwickeln. Im Uebrigen geschieht die Behandlung nach den bekannten Regeln.

FSC
www.fsc.org
MIX
Papier | Fördert gute Waldnutzung
FSC® C083411

Zeitfracht Medien GmbH
Ferdinand-Jühlke-Straße 7
99095 Erfurt, Deutschland
produktsicherheit@kolibri360.de